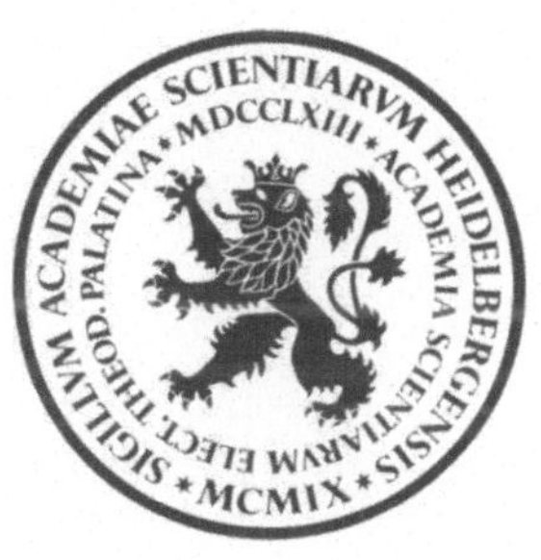

Sitzungsberichte der Heidelberger Akademie der Wissenschaften
Mathematisch-naturwissenschaftliche Klasse
Jahrgang 1991, 2. Abhandlung

Benedicto Chuaqui

Über den Krankheitsbegriff

dargestellt an der Typologie menschlicher Mißbildungen

Mit 9 Abbildungen und 10 Tabellen

Vorgelegt in der Sitzung vom 10. November 1990

Springer-Verlag
Berlin Heidelberg New York
London Paris Tokyo
Hong Kong Barcelona
Budapest

Prof. Dr. Benedicto Chuaqui
Pontificia Universidad Católica de Chile
Departamento de Anatomía Patológica
Casilla 114-D, Santiago, Chile

CIP-Titelaufnahme der Deutschen Bibliothek
Chuaqui, Benedicto: Über den Krankheitsbegriff, dargestellt an der Typologie menschlicher Missbildungen / Benedicto Chuaqui. – Berlin; Heidelberg; New York; London; Paris; Tokyo; Hong Kong; Barcelona; Budapest: Springer 1991
(Sitzungsberichte der Heidelberger Akademie der Wissenschaften, Mathematisch-Naturwissenschaftliche Klasse; Jg. 1991, Abh. 2)

ISBN-13: 978-3-540-53728-1 e-ISBN-13: 978-3-642-46737-0
DOI:10.1007/ 978-3-642-46737-0

NE: Heidelberger Akademie der Wissenschaften / Mathematisch-Naturwissenschaftliche Klasse: Sitzungsberichte der Heidelberger ...

Satz: K+V Fotosatz GmbH, Beerfelden

25/3140-543210 – Gedruckt auf säurefreiem Papier

Zum Geleit

von W. Doerr

Herr Prof. Benedicto Chuaqui J., ordentlicher Professor der Allgemeinen Pathologie und pathologischen Anatomie an der Päpstlichen Universität zu Santiago (Chile) hat in vielen Jahren in Verbindung mit meinem Heidelberger Kreis über Fragen der *Teratogenese* gearbeitet. Ursachen und Mechanismen der Entstehung sog. Mißbildungen hatten es ihm angetan. Dabei mußte er in Kontakt und Konflikt geraten mit den klassischen Vorstellungen der Pathologen vom *Wesen* einer Mißbildung im Gegensatz zu *dem* einer Krankheit. Ob Mißbildung „als Krankheit des werdenden Menschen" verstanden werde könne, dies erschien als entscheidende Frage.

Um hier antworten zu können, war es erforderlich, eine neue Bestandsaufnahme durchzuführen, nämlich zu sichten und zu ordnen, was als Mißbildung *wirklich* gelten darf.

Die vorliegende Abhandlung versucht, begriffliche Klarheit zu schaffen und Ordnung in die Erscheinungswelt vorwiegend menschlicher Mißbildungen zu bringen.

Ich präsentiere die Arbeit Chuaquis unserer Akademie, weil mir klar geworden ist, daß ohne saubere Bearbeitung des substantiellen Apparates nicht wird weiter gearbeitet werden können.

Mißbildungen als solche und im rein morphologischen Sinne sind danach keine Krankheit; die Summe aber der durch sie induzierten Störungen ihres Trägers besitzt dennoch Krankheitswert. Das sind genau genommen für den, der genügend eingedacht ist, selbstverständliche Erfahrungen. Dennoch ist der Besitz einer typologischen Ordnung dessen, was man Mißbildung nennen kann, unverzichtbar. Nur darum mußte diese Abhandlung veröffentlicht werden.

Sie ist in ihrer Anlage unendlich sorgfältig und wird deshalb von mir sehr gern der mathematisch-naturwissenschaftlichen Klasse zur Aufnahme in die Sitzungsberichte vorgeschlagen.

Heidelberg, den 10. Nov. 1990 Wilhelm Doerr

Inhaltsverzeichnis

Die Mißbildungen von Mensch und Tier haben seit je ein besonderes Interesse und Jahrhunderte hindurch die mythenbildende Kraft des Menschen erweckt. Die Anschauungen darüber waren jedoch mit wenigen Ausnahmen, darunter denen ARISTOTELES', bis zur Renaissance hin durch Wunderglauben stark geprägt. Dies bezeugen die aus dem Griechischen und Latein stammenden Ausdrücke *Teratologie* (aus το τέρας das Wunderzeichen) bzw. *Monstrosität* (aus *monstrum* = das Ungeheuer, das Wunderzeichen, eigentlich zusammengezogen aus *monestrum*, von *monere* = ermahnen, warnen, s. ERNOUT u. MEILLET 1979). *Quia enim ostendunt, portendunt, monstrant, praedicunt, ostenta, portenta, monstra, prodigia dicuntur* (CICERO, De Div. I, 93; näheres hierzu bei HOLLÄNDER 1921). Die wundergläubigen Vorstellungen über den Ursprung und Sinn der Mißbildungen verwandelten sich daraufhin in eine naturphilosophische und naturwissenschaftliche Betrachtungsweise. Wichtige Werke entstanden in der Blütezeit der Morphologie (s. SCHWALBE 1906, OPPENHEIMER 1971, WARKANY 1955a). SCHWALBEs umfassende, auf den Ergebnissen der damals jungen Entwicklungsmechanik basierenden Monographie gilt als der Höhepunkt der morphologischen Darstellungen und immer noch als ein unentbehrliches Nachschlagewerk. Mit den weiteren Fortschritten der Medizin, insbesondere in der chirurgischen Behandlung und den zu Vorbeugungsmaßnahmen führenden Kenntnissen über die Ätiologie der Mißbildungen ist nun das Bedürfnis der ärztlichen *Handlung* verbunden. So sind Grundlagenkenntnisse der Teratologie heute für den praktischen Arzt aber auch den gebildeten Laien unentbehrlich.

I. Der Begriff der Mißbildung

A. Begriffsbestimmung

Unter *Mißbildung* ist eine durch eine Entwicklungsstörung bedingte Formveränderung zu verstehen. Die Mißbildungen lassen sich damit von anderen Formveränderungen im wesentlichen durch ihre Entstehungsart im Sinne der formalen Genese abgrenzen. Solange sich eine organismische Struktur in statu nascendi befindet, kann eine Fehlbildung entstehen; mit dem Abschluß der Entwicklung ist dagegen die Entstehung einer Mißbildung nicht mehr möglich. Die Mißbildung darf also als der morphologisch erfaßbare Ausdruck einer abnormen, den in der Entwicklung begriffenen Gebilden *eigenen* Reaktionsform aufgefaßt werden (CHUAQUI 1976).

B. Entstehungszeit der Mißbildungen

Die meisten Mißbildungen sind zwar konnatal, dieser Sachverhalt ist jedoch darauf zurückzuführen, daß die Entwicklung der meisten Organe – ich spreche im folgenden fast ausschließlich von den Verhältnissen beim Menschen – vor der Geburt und deren kritische Entwicklungsphasen sogar vor Ende des dritten Schwangerschaftsmonats abgeschlossen sind, so daß *nach* der Geburt die Möglichkeit der Entstehung einer Mißbildung nur in wenigen Organen gegeben ist. Die Entwicklungsperiode einiger Organe wie die des Nervensystems ist besonders lang, sie umfaßt nicht nur die Embryonalperiode (s. unten), sondern auch die Fötalperiode, in der also bestimmte Fehlbildungen wie typischerweise Dysgyrien der sich noch entwickelnden Hirnrinde entstehen können. Ähnliches gilt für die äußeren Genitalien, die sich in der Fötalzeit ausbilden. Der Ductus arteriosus Botalli erfährt vom 7. Schwangerschaftsmonat an die sog. präparatorische Angiomalacie (MEYER u. SIMON 1960), die als Voraussetzung für die normale Ductuskontraktion zur Zeit der Geburt gilt. Die Persistenz des Ductus arteriosus läßt sich bei einigen Fällen auf eine Störung dieses Prozesses zurückführen, sie ist dabei also auf das Ende der Fötalzeit determiniert. In der Tat erstreckt sich die Entwicklung des Nervensystems in Hinsicht auf die Zytoarchitektur des Gehirns noch monatelang über die Geburt hinaus, so daß bestimmte Störungen dieser Vorgänge postnatal zu feingeweblichen Anomalien führen können (BRUN 1965, PETERS u. LUND 1960). Hierzu zählt die Persistenz der akzessorischen Körnerschicht der Kleinhirnrinde, welche sich im 3. Schwangerschaftsmonat bildet und normalerweise im Laufe des 1. Lebensjahres zurückbildet. Zahnanomalien gelten als typisch für solche Fehlbildungen, die postnatal entstehen können (WILLIS 1962). In der Fötalzeit bilden sich nämlich nur die Zahnkronen und ganz rudimentäre Anlagen der bleibenden Zähne. Besonders die Entwicklung der Zahnwurzeln setzt sich in der Kindheit fort und ist erst im 10. bis 15. Lebensjahr abgeschlossen. Der Begriff der Mißbildung ist somit an keinen absoluten Zeitabschnitt gebunden, der etwa mit der Geburt enden soll, die Entstehungszeit der Mißbildungen ist dagegen auf die Entwicklungsperioden der jeweiligen Gebilde zu beziehen (näheres s. unter *kritischen Phasen*).

C. Organisationsniveau der fehlgebildeten Strukturen

Im Gegensatz zu anderen, für Veränderungen von Gebilden nur eines bestimmten Organisationsniveaus geltenden Begriffen ist eine Mißbildung für Strukturen ganz unterschiedlicher Komplexität denkbar, und zwar für Gewebe, Organe, Organsysteme bzw. -apparate, Körpersegmente und den Gesamtorganismus. Orthotopisch mißgebildete Gewebe heißen *Hamartien* (ἁμαρτάνω, ich mache einen Fehler), heterotopische Gewebsherde sind als *Choristome* (χωριζω, ich trenne) bekannt. Die meisten Mißbildungen beim Menschen sind Organanomalien. Bei dorsalen Dysrhaphien kann das ganze Zentralnervensystem betroffen sein. Fehlbildungen, bei denen ein ganzer „Apparat" wie beispielsweise das Urogenitalsystem befallen ist, sind auch bekannt. Gesamte Körpersegmente sind bei den Sirenen und den Cyclopen mißgestaltet. Bei den Acardiern ist der Gesamtorganismus betroffen.

Der Begriff der Mißbildung setzt für das betreffende Gebilde einen Entwicklungsvorgang voraus, und zwar im Sinne der „Entstehung einer wahrnehmbaren Mannigfaltigkeit" (ROUX, zit. nach HARTMANN 1933) bei einem belebten Gebilde, im Sinne einer Formbildung, bei der „ein stufenweiser Anstieg im Niveau der Organisation" (WOODGER, zit. nach BERTALANFFY 1932) charakteristischerweise auftritt. Inwieweit nun das Konzept der Entwicklung für die Entstehung einzelner Zellen zutrifft, ist fraglich. So läßt sich der Begriff der Mißbildung für Zellanomalien (s. LETTERER 1956) nur bedingt anwenden. Noch bedenklicher zeigt sich die Anwendung dieses Begriffes für unbelebte, subzelluläre Bestandteile.

D. Mißbildungen, anatomische Varietät, Anomalien und Monstrositäten

Die Bedeutung dieser Ausdrücke läßt sich zwar begrifflich bestimmen, *de facto* bestehen jedoch keine scharfen Grenzen. Der Sprachgebrauch ist außerdem von konventionellen Kriterien stark geprägt.

Im Prinzip ist jede Mißbildung im Gegensatz zur anatomischen Varietät mit einer Funktionsstörung verbunden oder trägt irgendwie den Charakter einer Gefahr. Die anatomischen Varietäten erklären sich wie die Mißbildungen selbst durch Entwicklungsabweichungen von einem festen Muster, sie gehören jedoch zur Normenbreite (SCHWALBE 1906). Eine solche potentielle Gefahr zeigt sich zum Beispiel bei der Arteria lusoria dextra; das ist eine aberrierende, aus dem Anfangsabschnitt der Aorta descendens entspringende, meist hinter dem Oesophagus vorbei verlaufende Arteria subclavia dextra. Die Arteria lusoria als solche ist zwar meist asymptomatisch, sie kann jedoch eine Dysphagie bedingen, sie ist ferner mit der Gefahr einer Druckusur der Speiseröhre und Verblutung in dieses Organ verbunden (s. DOERR 1955a). Sie bedeutet also mehr als eine einfache Varietät.

Anomalie wird je nach den Autoren bzw. dem Zusammenhang mit drei Bedeutungen gebraucht: 1) wörtlich, also im Sinne von Abnormität, und zwar unabhängig von der betreffenden Genese; 2) für geringgradige, mit keiner wesentlichen Beeinträchtigung verbundene Mißbildungen (LEHMANN 1955, SCHWALBE 1906); 3) als Synonym für Mißbildung (besonders in der angloamerikanischen Literatur: vgl. „major anomalies" (= schwere Mißbildungen) und „minor anomalies" (= leichte Mißbildungen). Obgleich sich bei den vom normalen Muster abweichenden Konfigurationen der Ohrmuscheln eine scharfe Abgrenzung von Mißbildung, Anomalie (in der zweiten Bedeutung) und anatomischer Varietät kaum durchführen läßt (s. UFFENORDE 1961, SCHÄTZLE u. HAUBRICH 1975), dienen einige davon als gute Beispiele zur Erläuterung dieser Begriffe. In einem Extrem finden sich grobe Mißgestaltungen der Ohrmuschel in Form rudimentärer, unästhetisch wirkender Gebilde wie bei der Mikrotie, deren schwerster Grad ständig mit einer Stenose oder Atresie des Gehörganges kombiniert ist. Solche Mißgestaltungen gelten als Mißbildungen. In einem anderen Extrem kommen das Darwin-Ohr (im engeren Sinne) und das Satyrohr vor, die man zur normalen Variationsbreite zählt (SMITH 1972). Dazwischen liegen leichte Fehlkonfigurationen und -stellungen, die als Anomalien (in der zweiten Bedeutung) betrachtet werden dürfen. Der anomale Charakter erweist sich in der Feststellung einer statistisch signifikanten Korrelation mit dem Vorliegen echter Mißbildungen an inneren Organen (s. MARDEN u. Mitarb. 1964). Dies trifft besonders für die Otapotaxis (Abstehen der Ohren) in Bezug auf Nierenmißbildungen zu. Im allgemeinen gilt die alte Regel der Teratologie, daß äußere Anomalien mit schweren Mißbildungen der inneren Organe nicht selten kombiniert sind. *Monstrosität* bezeichnet schwere Mißbildungen der äußeren Form.

E. Mißbildungen und Kyematopathien

Das Konzept der Kyematopathien (κύημα = Frucht im Mutterleibe, also Keimling samt Eihäuten und Placenta) entspricht einem Oberbegriff, der die gesamten krankhaften Vorgänge *und* Zustände des pränatalen Lebens umfaßt. Zur Pränatalpathologie gehören somit die angeborenen Erkrankungen, also die meisten Mißbildungen. Andererseits gehören zu den Kyematopathien zahlreiche Erkrankungen, die keine Entwicklungsstörungen darstellen, das sind beispielsweise die Lues connata, die konnatale Toxoplasmose, die angeborene Fibroelastose des Endokards, die Porencephalie im Sinne zystenähnlicher Einschmelzungsherde des Gehirns (ein Substrat der zerebralen Kinderlähmung), die verschiedenen Veränderungen beim Hydrops foetalis darunter der Kernicterus, u. v. a. m. Diese Erkrankungen zeichnen sich durch entzündliche, nekrotische, proliferative bzw. dystrophische Veränderungen aus, die an jedem Organ vor oder nach Abschluß der Entwicklung auftreten können. Die Begriffe der Mißbildung und der Kyematopathie sind also nicht gleichbedeutend: nicht jede Mißbildung entspricht einer Kyematopathie, und nicht jede Kyematopathie stellt eine Mißbildung dar. Ein pathogener Faktor kann jedoch am selben Organ, wenn sich dabei Anteile noch in der Entwicklung befinden, echte Mißbildungen und Läsionen nicht malformativer Natur an den fertigen Anteilen hervorrufen wie z. B. Mikropolygyrie und nekrotische Herde am Gehirn (bei einer CO-Intoxikation bei einer schwangeren Frau bei Selbstmordversuch bzw. bei einer Speicheldrüsenvirus-Infektion (s. PETERS u. LUND 1960), auch in einem Falle der Verfasser bei einer konnatalen Toxoplasmose).

Die Kyematogenese läßt sich prinzipiell in drei Phasen, nämlich Gametogenese, Embryogenese und Fötogenese unterteilen (s. DOERR 1957, 1958, GOERTTLER

Tabelle 1. Hauptphasen der Kyematogenese und entsprechende Kyematopathien beim Menschen

E-St[a]	Alter[b]	SSL[c]	Entwicklungsphase	Kyematopathien
			Gametogenese	Gametopathien
1–8	1 bis 17–19	bis 1,5	Blastogenese	Blastopathien
9–23	19 bis 56–60	1,5–31	Embryogenese	Embryopathien
	60–280		Fötogenese	Fötopathien

[a] Entwicklungsstadien (nach O'Rahilly 1973)
[b] in Tagen nach der letzten Ovulation
[c] Scheitelsteißlänge in mm

1957, 1966a). Dementsprechend unterscheidet man Gametopathien (Chromosomenaberrationen und Mutationen), Embryopathien und Fötopathien. Bei der Embryogenese läßt sich wiederum die Blastogenese (im weiteren Sinne: bis zur Gastrula samt Ausbildung des Primitivstreifens) und die Embryogenese im engeren Sinne unterscheiden, die mit der Neurula und dem Auftreten der ersten Somiten beginnt. Es ist das Verdienst STREETERS, darauf hingewiesen zu haben, daß sich die Entwicklungsstadien der menschlichen Embryonen nicht allein durch deren Scheitelsteißlänge bestimmen lassen. Zu diesem Zweck sollen die Entwicklungszustände *sämtlicher* embryonaler Gebilde berücksichtigt werden. Embryonen des gleichen Entwicklungsstadiums verteilen sich ihrer Länge nach auf einer Gauss-Kurve, wobei sich die Kurven aufeinanderfolgender Stadien teilweise überlappen. Für die Bezeichnung der Entwicklungsstadien hat STREETER den der Geologie entnommenen Ausdruck *Horizont* gebraucht (STREETER 1942, 1945, 1948, 1951, HEUSER u. CORNER 1957). Die gesamte Embryogenese ließ sich in 23 (mit römischen Zahlen angegebenen) Horizonten beschreiben, der letzte davon soll bis zum 47. postovulatorischen Tag (±1) dauern. Weitere ebenfalls am Carnegie-Institut durchgeführte Untersuchungen, in denen die Eingliederung der Embryonen in 23 Stadien beibehalten worden ist, haben eine Zeitspanne von 56–60 Tagen für die gesamte Embryogenese ergeben (O'RAHILLY 1973). Dabei spricht man nicht mehr von Horizonten, sondern von (nun mit arabischen Ziffern anzuführenden) Entwicklungsstadien. Die betreffenden Angaben lassen sich zusammenfassend tabellarisch darstellen (Tabelle 1).

II. Die Häufigkeit der Mißbildungen beim Menschen

Die wirkliche Häufigkeit der Mißbildungen beim Menschen ist nicht genau bekannt. Die Zahlenangaben sind je nach dem Alter des Untersuchungsgutes und der

Art des Untersuchungsverfahrens sehr unterschiedlich (Zusammenstellungen bei WARKANY 1955a, WERTHEMANN 1955). Mißbildungen sollen in über 50% der Fehlgeburten und in etwa 20–30% der Totgeborenen vorkommen (NELSON u. FORFAR 1969, STEVENSON 1961). Über 75% der Schwangerschaften sollen beim Menschen mit einer Fehlgeburt enden, was man als einen Selektionsmechanismus deuten darf (BERRY 1981). In einem großen Prozentsatz der abortierten Embryonen (20–30%) liegen abnorme Karyotypen vor (BERRY 1981, MCKEOWN 1976).

Je einfacher das Untersuchungsverfahren zur Entdeckung einer Mißbildung ist, desto leichter läßt es sich zwar auf ein repräsentatives Kollektiv der Bevölkerung anwenden, umso leichter werden dabei aber Mißbildungen übersehen. Die betreffenden Zahlenangaben sind also zu niedrig. Andererseits lassen sich bei den Sektionsstatistiken, in denen diagnostische Schwierigkeiten in Hinsicht auf das Vorliegen von Mißbildungen kaum in Frage kommen, Auslesefaktoren nicht vermeiden (näheres hierzu bei HÖPKER 1984). Sie führen des öfteren dazu, daß die sich ergebenden Häufigkeitswerte zu hoch sind. Indem bei den rein klinischen Studien bzw. den Sektionsstatistiken die störenden Faktoren vermindert werden, konvergieren gleichsam die betreffenden Zahlenangaben zum wirklichen Wert. Die Abhängigkeit der Zahlenangaben von der Sorgfalt der klinischen Untersuchung kommt in der über 20 Millionen Geburten umfassenden Studie KENNEDYS (1967) ganz klar zum Ausdruck: danach beträgt die Mißbildungshäufigkeit 0,8% anhand von Geburtsurkunden, 1,2% aufgrund von Unterlagen aus Kliniken und Krankenhäusern und 4,5% nach einer sorgfältigen pädiatrischen Untersuchung. Die Ungenauigkeit der einfachen klinischen Methoden läßt sich in den sog. Verfolgungsstudien durch wiederholte Kontrollen der untersuchten Bevölkerungsgruppe vermindern. Diesem Prinzip folgend, haben MCKEOWN und RECORD (1960) aus etwa 57000 Geburten 55000 Lebendgeborene bis zu fünf Jahren kontrolliert. Zur Zeit der Geburt ließen sich Mißbildungen in 1,7%, nach fünf Jahren insgesamt 2,3% feststellen. Eine zielgerichtete, mit Röntgenuntersuchungen kombinierte klinische Studie von etwa 5500 Lebendgeborenen während des 1. Lebensjahres (MCINTOSCH u. Mitarb. 1954) ergab eine Häufigkeit von 7,3%, dabei ließen sich rund 40% der gesamten Mißbildungen bei der Geburt feststellen. Man darf heute bei Lebendgeborenen eine Mißbildungshäufigkeit in der Größenordnung von 5% annehmen. Multiple Mißbildungen sollen bei Lebendgeborenen in 15–20% der Fälle vorkommen (MCINTOSCH u. Mitarb. 1954, WERTHEMANN 1955), sie sind jedoch bei Totgeborenen und Todesfällen im 1. Lebensmonat sogar häufiger als Einzelmißbildungen (MCINTOSCH u. Mitarb. 1954). Andererseits ist bei Lebendgeborenen der Anteil an Anomalien im Sinne leichter Fehlbildungen größer als der der schweren Mißbildungen (für diese letzteren liegen die Zahlangaben zwischen 25 und 40%, s. EKELUND u. Mitarb. 1970, NELSON u. FORFAR 1969). Die Häufigkeit der Mißbildungen insgesamt ist in den verschiedenen Ländern anscheinend gleich, regionale Häufigkeitsunterschiede lassen sich jedoch für bestimmte Mißbildungen feststellen (s. BERRY 1981, WERTHEMANN 1955). Im ganzen betrachtet kommen Mißbildungen beim männlichen Geschlecht häufiger als beim weiblichen vor (Zahlenangaben liegen zwischen 51 und 60%, s. McIntosch u. Mitarb. 1954, Werthemann 1955). Bestimmte Mißbildungen weisen eine Geschlechtsbevorzugung auf. Die Tendenz der Gaumenspalte und der Transposition der großen Gefäße, sich beim männlichen Geschlecht, die der Anencephalie und der Hüftluxation sich beim weiblichen Geschlecht auszuprägen, gilt als typisch. Die am meisten vorkommenden Mißbildungen beim Menschen sind in absteigender Häufigkeit die des Bewegungsapparats, des Zentralnervensystems, des Herzens und der großen Gefäße, des Urogenitalapparats und der Verdauungsorgane (McIntosch u. Mitarb. 1954, Nelson u. Forfar 1969, Pachaly 1956, Stewart u. Mitarb. 1969, Werthemann 1955).

III. Ätiologie

A. Allgemeine Bemerkungen

Beim Menschen sollen ungefähr 10% aller Mißbildungen genetisch (durch Mutationen bzw. Chromosomenaberrationen), etwa weitere 10% peristatisch (durch Umweltfaktoren) und rund 80% multifaktoriell, d. h. durch das Zusammenwirken genetischer und peristatischer Faktoren bedingt sein (Langman 1972). In der Regel verteilen sich die exogen verursachten Mißbildungen innerhalb des Variationsspectrums der in der betreffenden Species sonst spontan auftretenden Mißbildungen. Die peristatischen Faktoren können also die sonst genetisch bedingten Mißbildungsmuster nachahmen. Dieses Phänomen ist als *Phänokopie* bekannt (s. weiter unten). In diesem Sinne sind die Mißbildungen morphologisch unspezifisch. Selbst zu den gut charakterisierten Trisomie-Syndromen sind Fälle mit ähnlichen Anomalien, jedoch mit einem normalen Karyotyp beschrieben worden (Lenz 1969). Das gleiche gilt für das Turner-Syndrom (Lenz 1968, Morand u. Mitarb. 1972, Siggers u. Polani 1971). Einige exogene Faktoren können Veränderungen des genetischen Materials hervorrufen. Dieser Sachverhalt erlaubt offensichtlich nicht die klassische Gegenüberstellung von *äußeren* bzw. *inneren* Ursachen der Krankheiten überhaupt. Dennoch ist eine solche Unterscheidung sinnvoll, wenn die Beschaffenheit des Genoms als das Resultat nicht deterministischer, sondern probabilistischer Gesetzmäßigkeiten aufgefaßt wird, zu denen auch der Zufall der Abnormität gehört (s. Lenz 1982).

B. Genetische Faktoren

Die Veränderungen des Genoms lassen sich in Mutationen (im engeren Sinne, s. Lenz 1983) und Chromosomenaberrationen einteilen. Diese Veränderungen bedingen in der Regel Stoffwechselstörungen und malformative Syndrome aber keine isolierten Organmißbildungen.

1. Mutationen

Dies sind im engeren Sinne punktuelle Gendefekte in Form von Molekularveränderungen des genetischen Materials. Die kleinste Mutationseinheit, das *Muton* (BONNER u. MILLS 1964) soll einem Nukleotid des DNS-Genmoleküls entsprechen. Strukturelle Gene steuern die Synthese von Polypeptiden und Proteinen, darunter auch von Enzymen. Mutationen führen somit zu Veränderungen dieser Substanzen. Daraus ergeben sich je nach der biochemischen Bedeutung der veränderten Eiweißkörper prinzipiell morphologische Veränderungen, Stoffwechselstörungen oder keine erfaßbaren Störungen überhaupt. Im letzteren Falle spricht man von *stummen* Mutationen. Eine solche liegt z. B. dann vor, wenn das veränderte Polypeptid dem nicht katalytischen Anteil eines Enzyms entspricht. Es liegt also nahe, daß Mutationen häufiger als die betreffenden Erbleiden vorkommen. Eine Mutation hat im Organismus nicht selten multiple Störungen zur Folge. Die krankhaften dominanten Gene äußern sich vorwiegend morphologisch oft in Anomalienkomplexen, die krankhaften rezessiven Gene prinzipiell in Stoffwechselstörungen. Erstere haben in der Bevölkerung eine Häufigkeit unter 1 pro 10000, letztere eine Häufigkeit zwischen 1 pro 100 und 1 pro 1000 (für die entsprechende Homozygotie also zwischen 1 pro 10000 und 1 pro 1000000; s. LENZ 1983). Die Thesaurismosen gehören gerade zu den rezessiven Erbleiden. Einige wichtige malformative Syndrome autosomal dominanten Erbganges sind in der Tabelle 2 zusammengefaßt.

2. Chromosomenaberrationen

Darunter werden relativ grobe, meist lichtoptisch erkennbare Chromosomenanomalien verstanden. Sie lassen sich in quantitative und qualitative Anomalien einteilen. Sie bedingen in der Regel malformative Syndrome.

a) Quantitative Chromosomenanomalien. Der Oberbegriff der *Heteroploidie* umfaßt die gesamten numerischen Chromosomenanomalien, insbesondere die *Polyploidie*, d. h. die Karyotypen mit überzähligen Chromosomensätzen, und die *Aneuploidie*, d. h. die Karyotypen mit einem nicht ganzzahligen Vielfachen des Chromosomensatzes (THOMPSON u. THOMPSON 1973). Bei der Aneuploidie liegt eine Zahlabweichung meist eines einzelnen Chromosomenpaares vor. Triploidie und Tetraploidie kommen zwar beim Menschen vor, sie sind jedoch letal, sie finden sich jeweils in rund 5% der Spontanaborte mit Chromosomenanomalien (LENZ 1983). Monosomien der Autosomen sind ebenfalls letal, die einzige beim Menschen mit dem Leben vereinbare Monosomie ist die des X-Chromosoms (Turner-Syndrom, beim Weibe mit dem Karyotyp 45, X0; s. unten). Über 99% der X0-Früchte sollen jedoch intrauterin absterben (LENZ 1983). Die häufigsten Aneuploidien beim Menschen sind die Trisomie 21 (Down-Syndrom), die Trisomie 18

Tabelle 2. Malformative Syndrome mit dominantem Erbgang (Nach LENZ 1983, verändert)

Krankheitsbild	Hauptmerkmale
Achondroplasie	Zwergwuchs, kurze Extremitäten, großer Kopf, eingesunkene Nasenwurzel
Dysostosis cleidocranialis	Fehlende oder unterentwickelte Schlüsselbeine, membranöser Schädel (im Säuglingsalter), riesige Fontanelle, vorgewölbte Stirn, klaffende Symphyse, Minderwuchs
Dysostosis mandibulofacialis	Unterentwicklung der Ohrmuscheln, Gehörgangsatresie, Hypoplasie von Mandibula u. Jochbögen, sperroffener Biß, Neigung der Lidspalten nach außen unten, Einkerbung der Unterlider
v. Hippel-Lindau-Krankheit	Angiome der Netzhaut und des Kleinhirns, glandulär-zystische Hamartome in Pankreas, Leber u. Nieren, Phäochromozytome
Marfan-Syndrom	Überdurchschnittliche Körperhöhe, lange schmale Glieder, Arachnodaktylie, Kyphoskoliose, Trichterbrust, Linsenluxation, Myopie, Aorteninsuffizienz, dissezierendes Aortenaneurysma (myxoide Degeneration der Aortenmedia)
Oram-Holt-Syndrom	Aplasie von Radius und Daumen, dreigliedrige Daumen, Phokomelie, dreifingrige Arme, Vorhofseptumdefekt (eventuell Ventrikelseptumdefekt)
Osler-Krankheit (Telangiectasia hereditaria)	Stecknadelkopfgroße Telangiektasien, erbsengroße Angiome, Spinnennävi an Haut, Lippen, Fingerbeeren und Schleimhäuten, arteriovenöse Lungenfisteln
Polyzystische Nierenerkrankung des Erwachsenenalters	Zahlreiche große Nierenzysten. In 40% gleichzeitig Leberzysten (eventuell glandulär-zystische Hamartien der Nebenhoden und des Pankreas)
Spalthand-Spaltfuß (mehrere Typen)	Defekt der zentralen Strahlen von Händen und Füßen bei normalen Randstrahlen. Füße regelmäßig betroffen, Hände eventuell normal
Tuberöse Sklerose (Bournéville-Krankheit)	Dysplastische Gewebsknoten im Gehirn, Adenoma sebaceum des Gesichts, subunguale Fibrome, Rhabdomyome des Herzens, Angiomyolipome der Nieren

(Edwards-Syndrom), die Trisomie 13 (Patau-Syndrom), die Monosomie des Turner-Syndroms und die gonosomale Trisomie des Klinefelter-Syndroms (47, XXY). Hauptmerkmale dieser Syndrome sind in der Tabelle 3 angegeben. Die Aneuploidien lassen sich auf eine Non-disjunction zurückführen, die meist in der Meiose vorkommt (Abb. 1). Dabei erhält ein Gamet die beiden Chromosomen des betreffenden Paares, während an einer anderen Tochterzelle dieses Paar nicht vertreten ist. Bei der Befruchtung solcher Gameten mit einem normalen Gameten entsteht eine Trisomie bzw. Monosomie. Nach LENZ (1983) entstehen ca. 55% aller Fälle durch Non-disjunction in der ersten, ca. 18% in der zweiten meiotischen Teilung

Tabelle 3. Hauptmerkmale der häufigsten Syndrome mit Aneuploidien

Syndrom	Aneuploidie	Hauptmerkmale
Down-Syndrom	Trisomie 21	Häufigkeit etwa 1 pro 1000 Geburten. 50% verstorben bis zum 10. Lebensjahr. Schwachsinn, Hypotonie, Brachyzephalie, Epikanthus, mongoloide Lidachsenstellung, Sattelnase, Klaffen der Mundspalte, Skelettanomalien, Herzfehler, Affenfurche an Händen
Edwards-Syndrom	Trisomie 18	Häufigkeit 1 pro 11000 Geburten. 50% verstorben bis Ende des 2. Lebensmonats. Schwachsinn, Otapotaxis, Mikrognathie, Hervorragen des Hinterhauptes, Zehen- u. Fingeranomalien, Herzfehler
Patau-Syndrom	Trisomie 13	Häufigkeit 1 pro 145000 Geburten. 50% verstorben bis Ende des 1. Lebensmonats. Schwachsinn, Taubheit, Lippen- u. Gaumenspalte, Mikrophthalmie, Kolobom, Polydaktylie, Kryptorchismus, Ohrmuschelnanomalien, Herzfehler
Turner-Syndrom	XO-Monosomie	Häufigkeit etwa 1 pro 25000 weibliche Geburten. Schwachsinn, Gonadendysgenesie, Minderwuchs, Pterygium colli, Coarctatio aortae, Hufeisenniere
Klinefelter-Syndrom	XXY-Trisomie	Häufigkeit 1 pro 1000 männliche Geburten. Leicht verminderte Intelligenz, überdurchschnittliche Körpergröße, vielfache Verhaltensstörungen, Hypogonadismus, Gynäkomastie

der Oogenese (also rund drei Viertel der Fälle), etwa 12% in der ersten und etwa 14% in der zweiten meiotischen Teilung der Spermiogenese (rund ein Viertel). Nur in der Non-disjunction der Oogenese soll das mütterliche Alter eine Rolle spielen (s. unter *peristatischen Faktoren*). Non-disjunction der Gonosomen liegt mehreren abnormen Genotypen zugrunde. Hierzu gehören die sog. Triplo-X-Frauen (körperlich ziemlich unauffällig, geistig etwas verzögert) und das XYY-Syndrom (oft überdurchschnittlich große Männer mit impulsivem Temperament). Aufeinanderfolgende Non-disjunction der Gonosomen in beiden meiotischen Teilungen führt zur Entstehung von Gameten, in denen das Gonosom dreifach oder vierfach vertreten sein kann. Aus der Befruchtung solcher Gameten gehen Individuen mit vier Gonosomen (XXYY-Typ, Phänotyp wie beim Klinefelter-Syndrom) bzw. fünf Geschlechtschromosomen (XXXXY- und XXXXX-Patienten) hervor. Die doppelte Non-disjunction ist anscheinend unabhängig vom Alter der Eltern. Gelegentlich kommt eine Non-disjunction in der Mitose vor, worauf das sog. *Mosaik* zurückgeführt wird. Bei solchen Individuen liegen zwei oder sogar mehrere

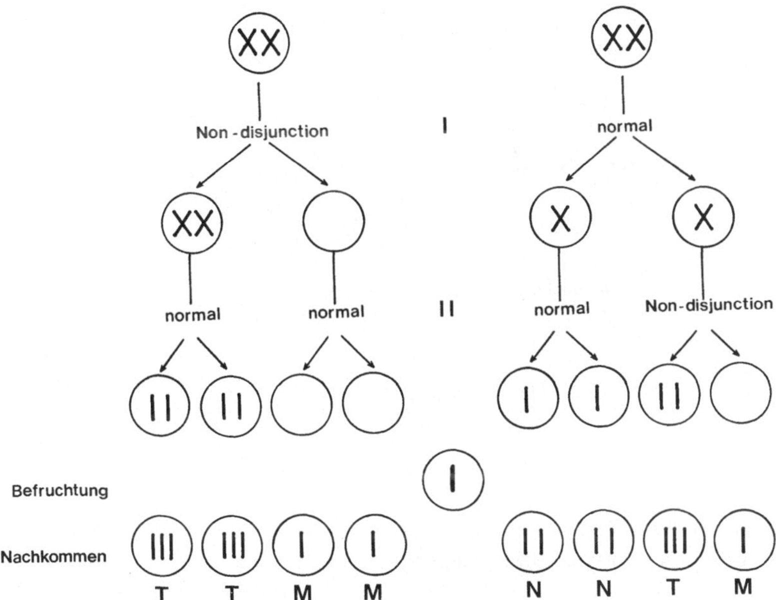

Abb. 1. Schema zur Non-disjunction. *I*: 1. meiotische Teilung, *II*: 2. meiotische Teilung, *T*: Trisomie, *M*: Monosomie, *N*: normal (nach THOMPSON u. THOMPSON 1973, verändert)

Zellinien mit verschiedenen Karyotypen vor. Etwa 2% aller Mongoloiden weisen ein sog. Mosaik auf.

b) Qualitative Chromosomenanomalien. Die wichtigsten davon sind die Translokationen und die Deletionen.

i) Translokationen. Eine Translokation besteht in der Verschmelzung eines Chromosomenfragmentes mit einem nicht homologen Chromosom. Eine Translokation setzt jedoch je einen Bruch an den beteiligten Chromosomen voraus. Bei der balancierten Translokation bei normaler Chromosomenzahl werden die Bruchstücke ausgetauscht, im allgemeinen ist dabei der Phänotyp normal. Bei der nicht balancierten Translokation verschmelzen jeweils die azentrischen Fragmente und die beiden mit dem Zentromer versehenen Bruchteile miteinander, so daß ein azentrisches bzw. dizentrisches Translokationschromosom entsteht. Diese Translokation ist instabil, die betreffende Zelle geht zugrunde. Eine besondere Form balancierter Translokation ist die Robertson-Translokation, die bei akrozentrischen Chromosomen vorkommt. Dabei gehen die kurzen Arme, die anscheinend entbehrlich sind, verloren, während die Hauptteile in der Gegend der Zentromere verschmelzen (zentrische Fusion). Bei der Robertson-Translokation liegen nur 45 Chromosomen vor. Solche Individuen, Translokationsträger, sind phänotypisch meist unauffällig. Dem Mongolismus liegt rund in 5% der betroffenen Kinder ei-

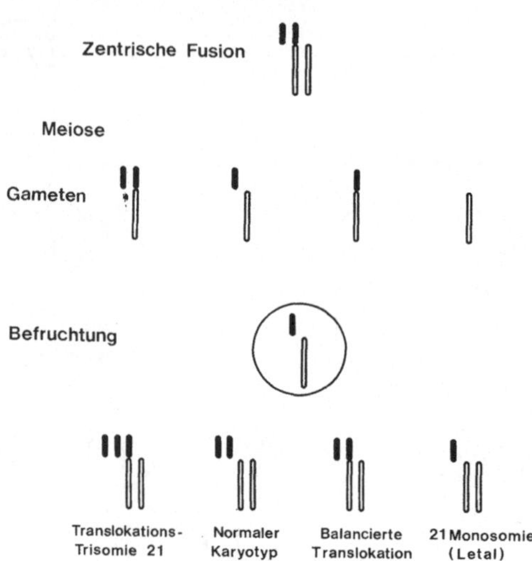

Abb. 2. Schema zum Translokationsmongolismus bei einer Trägerin einer zentrischen Fusion. Karyotypen ihrer Nachkommen (Nach LENZ 1983, verändert)

ne zentrische Fusion der Chromosomen 14–21 oder 15–21 (Translokationstrisomie) zugrunde. Sie ist im Gegensatz zur üblichen Trisomie 21 unabhängig vom Mutteralter und findet sich daher relativ häufig bei jungen Müttern mongoloider Kinder. Die Translokationstrisomie 21 läßt sich auf eine Translokationsträgerin zurückführen (bei den Nachkommen männlicher Träger kommt nur selten eine Translokationstrisomie vor, etwa gleich häufig finden sich karyotypisch normale Kinder und Translokationsträger). Bei einer Translokationsträgerin können vier Arten von Gameten entstehen: normale Gameten, Gameten nur mit dem Translokationschromosom bzw. dem Chromosom 15 sowie Gameten mit dem Translokationschromosom und dem Chromosom 21. Aus der Befruchtung solcher Gameten mit einer normalen Keimzelle können jeweils vier Karyotypen hervorgehen: normal, Translokationsträger, Monosomie 21 und Translokationstrisomie 21 (Abb. 2). Die autosomale Monosomie ist letal, so daß für die restlichen Möglichkeiten theoretisch eine Wahrscheinlichkeit von 0,33 in Frage kommt. Abweichend davon finden sich rund in 50% der Nachkommen karyotypisch normale Kinder, in 40% Translokationsträger und in nur 10% eine Translokationstrisomie. Das Risiko ist allerdings viel höher als sonst (bei karyotypisch normalen Müttern; näheres s. bei LENZ 1983, THOMSPON u. THOMPSON 1973).

ii) Deletionen. Darunter versteht man den Verlust eines Chromosomenstückes (partielle Monosomie). Die Deletionen beeinträchtigen die Entwicklung meist so sehr, daß die Fortpflanzung ausgeschlossen ist, sie werden daher nur selten vererbt (LENZ 1983). Die Hauptmerkmale der wichtigsten Deletionssyndrome sind in der Tabelle 4 angeführt.

Tabelle 4. Hauptmerkmale der häufigsten Deletionssyndrome

Syndrom	Hauptmerkmale
Deletion 5p- („Cri-du-chat-Syndrom")	Häufigkeit etwa 1 pro 45000 Geburten (unabhängig vom Alter der Eltern). Katzenartiges Schreien, Schwachsinn, Hypertelorismus, antimongoloide Lidachsenstellung. Gelegentlich: Mikrozephalie, Epikanthus, Strabismus, abnorme Ohrmuscheln, Mikrognathie, Herzfehler
Deletion 4p-	Schwachsinn, Mikrozephalie, Kolobom, Hypertelorismus, Ptosis palp., abnorme Ohrmuscheln, Mikrognathie, Gaumenspalte, Hypospadie. Gelegentlich: Epikanthus, Strabismus, Herzfehler
Deletion 18q-	Häufigkeit unabhängig vom Alter der Eltern. Schwachsinn, Mikrozephalie, Hypertelorismus, Hypoplasie von Nase u. Oberkiefer. Gelegentlich: abnorme Ohrmuscheln, Gehörgangsatresie, Herzfehler
Deletion 18p-	Häufigkeit mit steigendem Lebensalter der Mutter höher. Schwachsinn, Karies. Gelegentlich: Hypertelorismus, Epikanthus, Ptosis palp., Strabismus, abnorme Ohrmuscheln, Mikrognathie

C. Peristatische Faktoren

Nachdem GREGG (1942) auf die teratogene Wirkung des Rubeolen-Virus aufmerksam machte, nahm die Erforschung exogen bedingter Kyematopathien großen Aufschwung. Die Bedeutung der Pharmaka als mögliche Teratogene kam etwa 20 Jahre später in der Thalidomid-Katastrophe zum Ausdruck. Ungefähr 10 Jahre danach ließ sich ein neues Syndrom abgrenzen und auf den chronischen Alkohol-Abusus bei der Schwangerschaft zurückführen. Die Embryopathia rubeolica, die Thalidomid-Embryopathie und das fötale Alkohol-Syndrom gelten heute als typisch exogen bedingte Komplexe, die zum Teil durch bestimmte Mißbildungen charakterisiert sind (s. Tabelle 5, Lit. zur Embryop. rub.: ROSENBERG u. Mitarb. 1981, TÖNDURY 1962, WIGGLESWORTH 1984; zur Thalidomid-Embryop. bei LENZ u. KNAPP 1962, THURNER 1970; zum föt. Alkohol-Synd. JONES u. SMITH 1973, JONES u. Mitarb. 1973, LEMOINE u. Mitarb. 1968, Literaturzusammenstellung bei ABEL 1981). Aufgrund von gelegentlichen Kasuistiken gelten heute mehrere weitere Faktoren als Teratogene, die Schwierigkeiten aber, beim Menschen eine kausale Beziehung nachzuweisen, lassen bei vielen Faktoren eine teratogene Wirkung nur vermuten. Bei Tierexperimenten ist allerdings das Spectrum der Teratogene wesentlich breiter als beim Menschen. Im folgenden wird nur von den beim Menschen anerkannten Teratogenen die Rede sein (s. HÖPKER 1984, WIGGLESWORTH 1984).

Tabelle 5. Exogen bedingte Syndrome

Syndrom	Hauptmerkmale
Rubeolen-Embryopathie	Haupttrias: Katarakt, Taubheit und Persistenz des Ductus arteriosus. Unterschiedliche Mißbildungen des Herzens u. der großen Gefäße, Mikrozephalie, Zahndefekte. Vielfältige Organveränderungen: Retinopathie, Glaukoma, Hepato- u. Splenomegalie, Gehirn- u. Myokardschäden, Knochenveränderungen, Anämie, Thrombozytopenie, Purpura, Untergewicht. Schwachsinn
Thalidomid-Embryopathie	Mißbildungen der Extremitäten: Amelie, Phokomelie, Peromelie. Mißbildungen der Sinnesorgane: Anotie, Mikrotie, Anophthalmus, Mikrophthalmus, Kolobom. Mißbildungen des Nervensystems, des Herzens, der Gallenblase, des Darmes, der Nieren, der Geschlechtsorgane
Fötales Alkohol-Syndrom	Mikrozephalie, flache breite Nasenwurzel, kurze Lidspalten, Epikanthus, Strabismus, Ptosis palp., Hypoplasie der Maxilla, Gaumenspalte. Unterschiedliche Gelenkanomalien (darunter Hüftluxation), Herzfehler (vor allem Ventrikelseptumdefekt), feingewebliche Anomalien der Hirnrinde, heterotopische Nervenzellnester, zerebelläre Dysplasien, prä- u. postnataler Minderwuchs. Schwachsinn, Erethismus

1. Belebte Faktoren

Bei der Rubeolen-Embryopathie sind die Organveränderungen je nach dem Zeitpunkt der mütterlichen Infektion sehr unterschiedlich. Der Prozentsatz der Fälle mit Mißbildungen hängt ebenfalls vom Zeitpunkt der Infektion ab, im 1. Schwangerschaftsmonat führt sie zu Fehlbildungen fast in der Hälfte, im 2. Schwangerschaftsmonat rund in einem Viertel, im 3. und 4. Schwangerschaftsmonat in etwa 5% (MICHAELS u. MELLIN 1960, ROSENBERG u. Mitarb. 1981). Andere Viren, für die eine teratogene Wirkung beim Menschen sicher zu sein scheint, sind das Zytomegalie-, Herpes simplex-, Herpes zoster- und Varicella-Virus (vor allem Mißbildungen des ZNS, vorwiegend Mikrocephalie, BECROFT 1981, DUDGEON 1976). Für andere konnatale Infektionen, nämlich Polyomyelitis, Mumps, Masern, Influenza, Hepatitis, Windpocken und Keuchhusten ist ein kausaler Zusammenhang zweifelhaft. Ob eine Coxsackie-Virus-Infektion bei der Fibroelastosis endomyocardica eine Rolle spielt, ist nicht geklärt. Mikrocephalie und Mikrophthalmie sind bei der konnatalen Toxoplasmose beschrieben (DISCHE u. GOOCH 1981).

2. Ionisierende Strahlen

Die betreffenden Schäden treten vor allem im Kernchromatin auf, dabei sind Embryonalzellen, sowohl somatische Zellen als auch Keimzellen, besonders empfindlich. Experimentell können ionisierende Strahlen Mutationen und Chromosomenaberrationen hervorrufen. Eine ähnliche Strahlenwirkung darf beim Menschen angenommen werden (s. VOGEL 1989). Die Beteiligung der Keimzellen kann zu erheblichen Schäden führen, eine strahlenbedingte Häufung erblicher Anomalien ist jedoch beim Menschen weder bei Kindern von Röntgenologen noch bei den Nachkommen der der Strahlenwirkung durch Atomexplosionen in Hiroshima und Nagasaki ausgesetzten Eltern nachgewiesen worden (LENZ 1983). Die Verdoppelungsdosis der Mutationsrate beim Menschen hat man bei chronischer Bestrahlung auf 100 r, bei akuter Bestrahlung auf 40 r geschätzt (s. VOGEL 1989), während die natürliche Strahlenbelastung der Gonaden in der Größenordnung von 100 mr pro Jahr liegt (LENZ 1983). Nur ein kleiner Teil der Mutationen scheint also strahlenbedingt zu sein. Diese zum größten Teil negativen Ergebnisse gelten für die Keimzellen, für die somatischen Zellen ist die teratogene Strahlenwirkung unzweifelhaft, sie tritt jedoch erst bei Dosen auf, die weit über denen der medizinischen Röntgenuntersuchungen liegen. So ließ sich in 25% der Kinder der japanischen Frauen, die zur Zeit der Atomexplosion in Nagasaki schwanger waren und sich innerhalb von 2000 m Abstand vom Hypozentrum befanden, Mikrocephalie und Schwachsinn feststellen, etwa der gleiche Prozentsatz der Frauen hatte eine Fehlgeburt bzw. brachte Kinder zur Welt, die im 1. Lebensjahr starben (YAMAZAKI et al. 1954). Bei Kindern von Frauen, die sich innerhalb eines Radius von 1200 m vom Hypozentrum der Atomexplosion in Hiroshima befunden hatten, ließ sich eine Mikrocephalie in einem noch höheren Prozentsatz feststellen (PLUMER 1952). Bei dem Unfall des Kernkraftwerkes in Tschernobyl ergaben sich u. a. auch Veränderungen an Zellen des hämopoetischen Systems in Form von Leukosen (s. FLIEDNER 1989, VOGEL 1989). Eine von einem Keimling absorbierte Strahlendosis von 10 r gilt empirisch als Schwellenwert in Hinsicht auf eine teratogene Wirkung (WIGGLESWORTH 1984). Bei Strahlendosen, die für therapeutische Verfahren verwendet worden sind, ließ sich ebenfalls eine teratogene Wirkung nachweisen (DEKABAN 1968). Dabei liegt die teratogene, in der Luft gemessene Strahlendosis in der Größenordnung von 200–300 r besonders während der 4. bis 11. Schwangerschaftswoche. Bei verschiedenen klinischen Berichten sind vor allem Mißbildungen des ZNS, der Augen, des Skeletts und der Geschlechtsorgane beschrieben worden (BRILL u. FORGOTSON 1964, DEKABAN 1968, FRITZ-NIGLI 1960).

3. Pharmaka

Außer dem Thalidomid (N-Phtalylglutaminsäure-Imid) gelten heute mehrere Pharmaka als Teratogene beim Menschen (s. BERRY 1981, DOYLE u. RUTKOWSKI 1970, NORA 1983, NORA u. NORA 1978, SMITTHELS 1976), und zwar: Anticonvulsiva (Trimethadion- bzw. Hydantoin-Syndrom, s. BERGSMA 1979, MEADOW 1968, Lippen- u. Gaumenspalte, Herzfehler, Skelettanomalien), Anticoagulantia (Coumarin-Syndrom (Chondrodysplasia punctata), s. BERGSMA 1979, BECKER et al. 1975, WARKANY 1975 b), Aminopterin (Aminopterin-Syndrom, s. BERGSMA 1979), Methotrexat und Busulfan (Fehlbildungen des ZNS, der Ohren, des Skeletts, gelegentlich Gaumenspalte, Herzfehler (WARKANY 1975a), Lithium und Amphetamin (Herzfehler, NORA 1983 und NORA u. NORA 1978), Antibiotica (Zahnanomalien, wahrscheinlich auch Katarakt und Veränderungen des Hörorgans, s. RUBIN 1969).

4. Hormone

Während die Art der Gonaden anscheinend direkt von den Geschlechtschromosomen bestimmt wird, beruht die weitere Differenzierung der inneren und äußeren Geschlechtsorgane auf einer hormonalen Genregulierung, wobei Testosteron und der Oviduktrepressor die Entwicklung zu männlichen Geschlechtsorganen bewirken. Zugabe von Testosteron und anderer Hormone kann einen Pseudohermaphroditismus bedingen (BERRY 1981). Geschlechtshormone können nach NORA (1983) sowie NORA und NORA (1978) auch zu Herzmißbildungen führen.

5. Gebäralter

Eine Häufung von Trisomien bestimmter Autosomen (13, 18, 21) und der Gonosomen (XXY- und XXX-Zustand) bei zunehmendem Gebäralter ist heute allgemein anerkannt (s. Tabelle 6 für das Down-Syndrom). Dies beruht auf einer fehlenden Trennung der betreffenden Chromosomen während der Oogenese. Ob ein Teil der Trisomien, nämlich derer, die vom Gebäralter unabhängig sind, auf eine Non-disjunction während der Spermatogenese zurückzuführen sind, steht noch nicht fest. Ungefähr 1% aller Kinder von Müttern über 40 Jahren soll eine Trisomie 21 aufweisen. Bis zum 30. Lebensjahr der Mutter steigt die Häufigkeit mongoloider Kinder nicht wesentlich an.

Tabelle 6. Risiko der Trisomie 21 im Zusammenhang mit dem Gebäralter (nach HOOK 1978 zit. nach LENZ 1983)

Gebäralter (in Jr.)	Geburten mongoloider Kinder (pro Tausend)
10 bis 19	0,6
20 bis 24	0,6
25 bis 29	1,0
30 bis 34	1,4
35 bis 39	4,4
40 bis 44	13,4
über 44	43,3

6. Mechanische Faktoren

Hierzu gehören vor allem die amniogenen Mißbildungen, die meist durch Amnionstränge bedingt sind. Zur Diagnose solcher Anomalien sollen die Amnionstränge bzw. -verwachsungen am Ort der Anomalie nachweisbar und die Mißbildungen selbst als mechanisch bedingt erklärbar sein. Amnionstränge können örtlich direkt mechanisch sowie indirekt zirkulatorisch bedingte Entwicklungsstörungen verursachen. Zu den ersteren gehören angeborene Amputationen, ringförmige Einschnürungen und Fingerfehlbildungen (näheres s. BERGSMA 1979, WERTHEMANN 1955).

7. *Sonstige Faktoren*

Es gibt zahlreiche Substanzen und Stoffwechselstörungen, die sich bei den Tierexperimenten ohne Zweifel, beim Menschen jedoch nicht eindeutig teratogen auswirken. Dazu gehören Lysergide, Insulin, Antihistaminica und die Hypoxie. Eine chronische Hypoxie bei Bewohnern in Gebirgsgegenden bewirkt wahrscheinlich ein gehäuftes Auftreten des Ductus arteriosus persistens (ALZAMORA et al. 1953, PEÑALOZA et al. 1964, über hypoxisch bedingte Schwangerschaftsblutungen, ektopische Schwangerschaften und Nidationsstörungen s. CAMPBELL 1965, DOYLE u. RUTKOWSKI 1970, LAMY et al. 1957). Der chronische Nikotinabusus bei schwangeren Frauen bedingt untergewichtige Kinder. Diabetes mellitus führt zu Übergewicht und Makrosplanchnie der Neugeborenen, gelegentlich zu Herzmißbildungen (NORA 1983). Ein gehäuftes Auftreten der letzteren kommt auch bei der Phenylketonurie vor (s. auch NORA u. NORA 1978).

D. Multifaktorielle Ätiologie

Durch die multifaktorielle Konzeption läßt sich das Vererbungsverhalten der meßbaren, sog. quasi-kontinuierlichen Charaktere wie Körpergröße, Blutdruckwerte etc. *und* das von mehreren Anomalien (im weiteren Sinne) erklären, deren Häufigkeit vor allem nicht den erwarteten Werten eines monogenen Erbganges entspricht, es sei denn, daß man sich des Begriffes der variablen Penetranz bedient (s. LENZ 1983). Mit der Penetranz eines Gens wird der Prozentsatz der Genträger angegeben, die den betreffenden Phänotyp aufweisen. Der Begriff der Penetranz ist mit dem der Expressivität verwandt. Darunter versteht man den Ausprägungsgrad eines Gens im Phänotyp. Das Konzept der Expressivität geht bei unwahrnehmbarem Ausprägungsgrad in das der Penetranz über (LENZ 1983). Die Annahme einer variablen Penetranz erweist sich aber als eine *ad hoc*-Hypothese, nach LENZ (1983) stellt sie eigentlich eine Umschreibung der Diskrepanz zwischen Erwartung und Beobachtung und, im Gegensatz zur multifaktoriellen Konzeption, keine Erklärung dar.

Der multifaktoriellen Konzeption liegt im wesentlichen die Annahme des Zusammenwirkens einer polygenen Erbeinheit mit Umweltfaktoren zugrunde. Unter einer polygenen Erbeinheit versteht man eine Gengruppe, deren Wirkung sich als Additionseffekt der einzelnen Genbeiträge erklären läßt. So gruppieren sich z. B. für zwei gleich häufig vorkommende Allelen a und b und n Loci in einem Chromosomenpaar die 3^n möglichen Genotypen in $2n+1$ phänotypische Klassen, deren Häufigkeitswerte den Koeffizienten des Binoms $(a+b)^{2n}$ entsprechen. Dabei stellt je eine Klasse die additive Wirkung der vertretenen Allelen dar. Je mehr Allele und Loci beteiligt sind, desto mehr nähert sich das Verteilungsmuster der kontinuierlichen Verteilung einer Gauss-Kurve. Mehrere Prozesse lassen sich von diesem Standpunkt aus betrachten. So sind z. B. in dem Vorgang des Gaumenverschlusses zu einem bestimmten Zeitpunkt die Embryonen je nach dem Abstand der Gaumenplatten voneinander etwa einer Normalkurve gemäß verteilt. Die Wahrscheinlichkeit, daß eine Palatoschisis entsteht, ist bei denjenigen Embryonen größer, bei denen die Gaumenplatten voneinander am weitesten liegen. So läßt sich der Begriff der *genetischen Prädisposition* im Rahmen der multifaktoriellen Konzeption eindeutig verstehen und durch einen *Schwellenwert* näher bestimmen (s. CARTER 1965). Die Einwirkung der Umweltfaktoren kann gerade bei den genetisch prädisponierten Individuen am wahrscheinlichsten zu Mißbildungen führen. Der Einfluß der Umweltfaktoren äußert sich ferner in Schwankungen der Häufigkeitswerte je nach Jahreszeiten, mütterlichem Alter, Kinderanzahl, Ernährungszustand, usw. Das Vererbungsverhalten der multifaktoriell bedingten Anomalien läßt sich folgendermaßen zusammenfassen:

1. Das Risiko, daß in einer Generation die Anomalie wieder auftritt, also das Risiko der Rekurrenz, ist größer je nach Anzahl der schon betroffenen Geschwister. Das ist – es kommt eine familiäre Konzentration vor – ein Verhalten, das dem monogenen Erbgang fremd ist.

2. Eine ähnlich positive Korrelation besteht zwischen Schweregrad der Mißbildung und Anzahl der betroffenen Kinder.

3. Je entfernter der Verwandtschaftsgrad, um so niedriger die Häufigkeitswerte einer Rekurrenz: Die Korrelationskoeffizienten bei Verwandten ersten, zweiten und dritten Grades des Probanden sinken in geometrischer Progression, nämlich von 0,5 auf 0,25 bzw. 0,125.

4. Der Wahrscheinlichkeitswert einer Rekurrenz bei Kindern ist größer, wenn der betroffene Ehepartner desjenigen Geschlechts ist, bei dem die Mißbildung *am seltensten* vorkommt. Dies erklärt sich dadurch, daß der betroffene Ehepartner in diesem Falle gerade zu *den* Individuen gehört, bei denen die Abweichung von der entsprechenden Mittelwertklasse offenbar wegen mehr vorhandener Erbfaktoren für die Manifestation am stärksten ist.

5. Bei erstgradigen Verwandten eines Probanden entspricht die Häufigkeit der Mißbildungen etwa der Quadratwurzel ihres Wertes in der Bevölkerung. Für eine Mißbildung, die in der Bevölkerung mit einer Häufigkeit von 1 pro 1000 vorkommt, findet sich die Mißbildung bei Geschwistern des Probanden ungefähr in 3,2 pro 100 (EDWARDS 1960).

6. Die multifaktoriell bedingten Krankheiten treten in der Bevölkerung der monogenen Erbbedingheit gegenüber viel häufiger, die meisten zwischen 1 und 10% auf.

7. Bei der multifaktoriellen Vererbung zeigt der Partner eines betroffenen monozygotischen Zwillings in 25–50% ebenfalls die Mißbildung. Bei dizygotischen Zwillingen entspricht der Wahrscheinlichkeitswert dem der Rekurrenz bei erstgradigen Verwandten (etwa 1–5%). Die betreffenden Werte sind bei monogenem Erbgang die folgenden: bei monozygotischen Zwillingen 100% (unabhängig davon, ob eine Dominanz oder Rezessivität vorliegt), bei dizygotischen Zwillingen 50% im Falle eines dominanten, 25% im Falle eines rezessiven Erbganges.

IV. Pathogenese

A. Zur Entwicklungsmechanik

Nach der Befruchtung setzt in der Keimentwicklung der Säugetiere das *plastische Stadium*, das *Stadium der Indetermination* ein. Dieses Stadium erstreckt sich bis zur Frühgastrula, es umfaßt also die gesamte Blastogenese. Die Blastomeren sind dabei zunächst äqui- und totipotent, bis zu einem bestimmten Zeitpunkt besitzt je eine die Potenz, das Ganze zu bilden (Isolierungsversuche). Bei den Transplantationsversuchen entwickelt sich das Transplantat *ortsgemäß* im Wirtskeim. Ab der Spätgastrula geht die Keimentwicklung in das *Mosaikstadium*, in das *Stadium der Determination* über. Die Zellen sind dabei nicht mehr gleichwertig, das Transplantat entwickelt sich nun *herkunftsgemäß* im Wirtskeim. In dem plastischen Stadium ist also die *prospektive Potenz*, d.h. die gesamte Entwicklungsmöglichkeit eines Keimbezirkes, größer als dessen *prospektive* Bedeutung, d.h. dessen Schicksal unter normalen Bedingungen. In der Keimentwicklung verringert sich fortschreitend die prospektive Potenz, bis sie sich in dem vollständig determinierten Stadium mit der prospektiven Bedeutung deckt. Es gibt jedoch einen Keimbezirk, der besonders früh determiniert ist, das ist im Amphibienei die dorsale Blastoporuslippe, sie entspricht wahrscheinlich dem Hensenschen Knoten bei der Keimentwicklung der höheren Wirbeltiere. Aus diesem Bezirk entwickelt sich das Chorda-Mesoderm, das das Dach des Urdarmes bildet (Abb. 3). Aus dem Chorda-Mesoderm entstehen seitlich die Somiten, vorn geht die Chorda in die prächordale Platte über. Die dorsale Blastoporuslippe entwickelt sich bei Transplantationsversuchen ständig herkunftsgemäß zu den genannten Axialorganen, darüber hinaus wird gleichzeitig am Wirtskeim in der Umgebung die Entwicklung einer neuen Medullarplatte, die der Sinnesorgane und gelegentlich die Entwicklung einer ganzen sekundären Embryonenanlage bewirkt. An der Bildung dieser

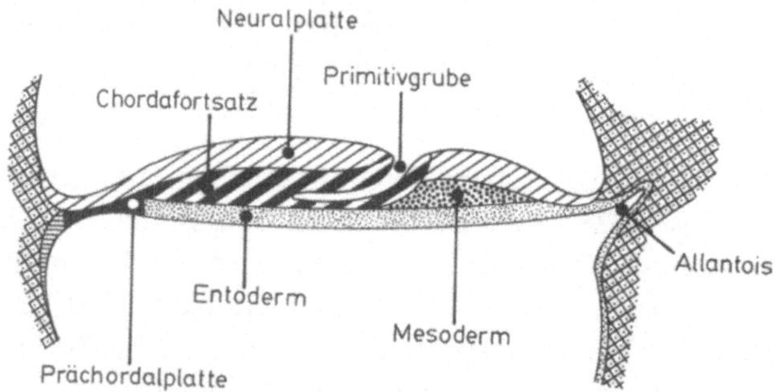

Abb. 3. Schematische Darstellung der embryonalen Hauptstrukturen beim Menschen am Ende der Blastogenese. Prächordalplatte und Chordafortsatz entsprechen dem Kopf- bzw. Rumpfinduktor (Nach MOORE 1973, verändert)

neuen Organanlage sind die Zellen selbst des Chorda-Mesoderms nicht beteiligt. SPEMANN nannte die dorsale Blastoporuslippe *Organisator*, den formbildenden Einfluß auf die Umgebung *Induktion*. Damit die Induktion stattfindet, muß das Reaktionssystem örtlich und zeitlich ansprechbar sein, diese Ansprechbarkeit heißt *Kompetenz*. Das Aktions- und Reaktionssystem müssen in der Regel in Kontakt sein. Die Induktion ist wahrscheinlich chemisch bedingt. Am Organisatorzentrum unterscheidet man zwei primäre Induktoren, einmal im Bereich der Prächordalplatte den Kopfinduktor, unter dessen Einfluß sich das Archencephalon (Prosencephalon, Augenblasen, Nasenanlage) bildet, und im Bereich der Chorda den Rumpfinduktor, unter dessen Einfluß sich spinocaudale Organe, nämlich das Rückenmark und mesodermale Strukturen, darunter Knorpel- und Muskelgewebe, entwickeln. Der Kopfinduktor bewirkt vorwiegend die Entwicklung neuraler, der Rumpfinduktor dagegen mesodermaler Organe, und zwar wahrscheinlich durch verschiedene Wirkstoffe. Die Entwicklung des Deuterencephalon (Rhombencephalon und Ohrbläschen) ist anscheinend nicht durch einen verschiedenen, morphologisch abgrenzbaren (etwa deuterencephalen) Induktor, sondern durch Überlagerung der Induktionsfelder bzw. durch etwa ausgeglichene Konzentrationen der diffusionsfähigen Wirkstoffe bedingt (näheres zur klassischen Entwicklungsmechanik bei SPEMANN 1967, STARCK 1955, WOLFF 1971). Eine regional-spezifische Induktion spielt in der Entwicklung vieler Organe eine wesentliche Rolle (s. Tabelle 7), dabei kann man Induktoren verschiedener Ordnung unterscheiden. In der Entwicklung mehrerer Organe findet außerdem ein Zusammenwirken verschiedener Induktionssysteme statt. Eine gegenseitige Induktion liegt z. B. der Entwicklung der Extremitäten zwischen Epithel und Mesenchym zugrunde.

Von der Blastula an finden in der Keimentwicklung koordinierte, eigentlich irreversible Bewegungen von Zellschichten statt, mit denen die Entstehung immer komplexerer Strukturen, die der Organanlagen und der Körperform verbunden sind. Das sind die Gestaltungsbewegungen (Topogenese, s. LEHMANN 1955). Der

Tabelle 7. Regional-spezifische Induktionssysteme

Induktor	Induziertes Organ
Augenblase	Augenlinse
Augenblase u. Augenlinse	Cornea
Pigmentepithel der Retina	Neuralepithel der Retina
Rhombencephalon	Ohrbläschen
Mesenchym	Ohrbläschen
Ohrbläschen	Knorpelgewebe
Riechplakode	Knorpelgewebe
Rückenmark	Knorpelgewebe
Wolffscher Gang	Mesonephros
Ureterknospe	Metanephros

Entstehung der Zellschichten liegen anscheinend besondere Zelleigenschaften zugrunde, bestimmte Zellen weisen die Tendenz auf, sich miteinander zu gruppieren. Diese Eigenschaft ist als *selektive Zellaffinität* bekannt (HOLTFRETER 1939). Die selektiven Zellaffinitäten treten vor der Zelldifferenzierung in Erscheinung, sie lassen sich ferner auch *in vitro* feststellen (Reaggregationsversuche, MOSCONA 1963, MOSCONA u. MOSCONA 1952). Ein wichtiges Problem der Entwicklung überhaupt ist die Frage nach der Entstehung eines heterogen aufgebauten Organismus trotz des gleichen genetischen Materials, das auf die Zellen durch eine *Replikation* verteilt wird. Der Einfluß des Zytoplasma auf die Keimentwicklung ließ sich an SPEMANNs Schnürungsversuchen erkennen. Transplantationsexperimente von Zellkernen wiesen später darauf hin, daß das Kernmaterial während der Keimentwicklung eine Änderung in seiner Aktivität erfahren kann. Das Modell von JACOB und MONOD (1961) hat eine nähere Antwort auf die Frage nach dem Zusammenwirken von Zytoplasma und Zellkern erbracht. Die Aktivität der Gene beruht auf komplexen Wechselwirkungen zwischen beiden Zellkomponenten. Zu diesen Wechselwirkungen gehört die von modernen Forschern angenommene Eigenschaft der embryonalen Zellen, ihre Position gleichsam erkennen und sich nach dieser *Lageinformation* in einer bestimmten Richtung differenzieren zu können. Das Informationssignal kann vermutlich durch Konzentrationsgradienten chemischer Substanzen und sogar durch den Zeitraum vermittelt werden, während welches die Zellen innerhalb eines Entwicklungsfeldes liegen bleiben (WOLPERT 1981). Grundsätzlich war DRIESCH (1909) der gleichen Auffassung, und zwar in dem Sinne, daß das Schicksal der Teile als Funktion ihrer Lage im Ganzen anzusehen sei. DRIESCH betrachtete das *harmonisch-äquipotentielle System* im Rahmen der bilateralen Symmetrie, heute werden zur näheren Abgrenzung regionaler Entwicklungsfelder verschiedene Koordinatensysteme herangezogen (s. BOOKSTEIN 1981). In zahlreichen Untersuchungen der letzten Jahre wird eine Erklärung der

Formbildung, insbesondere der Zellaffinität, auf einer molekularen Grundlage angestrebt. So wird in verschiedenen Modellen anhand der Diffusionsgleichung die Formbildung auf das sich im Entwicklungsfeld ergebende Konzentrationsmuster eines angenommenen Morphogenes bezogen (MEINHARDT u. GIERER 1974, NEWMAN u. Mitarb. 1981, s. auch SMITH 1980). Die Zellaffinität wird durch die Bildung interzellulärer spezifischer Moleküle erklärt (EDELMAN 1984) und als Zelladhäsivität auf einer chemisch-physikalischen Grundlage analysiert (STEINBERG 1981). Zelltod wird heute im Rahmen des normalen Entwicklungsvorgangs als ein programmierter Zelltod aufgefaßt, der zur Formbildung und Organmodellierung beitragen und bei der Rückbildung vestigialer Strukturen maßgebend sein soll (s. HINCHLIFFE 1981). Die formbildende Wirkung der extrazellulären Matrix und deren Einfluß auf das Verhalten zellulärer Strukturen ist ebenfalls auf einer chemischen und ultramikroskopischen Basis analysiert worden (BERNFIELD 1981). Die klassische gegenseitige Induktion von Mesenchym und Epithelien wird damit auf das Zusammenwirken von Matrix und Zellen zurückgeführt. Die möglichen Zellantworten auf die umgebende Matrix können danach in Proliferation, Formänderung, Zelladhäsivität oder Zelltod bestehen.

B. Allgemeine Mechanismen der Organteratogenese

Die heutige Auffassung des Entwicklungsvorganges enthält eigentlich Elemente beider alter Theorien, der Präformation und der Epigenese. Die gesamte Information zur Entwicklung des Organismus soll schon im Genom der Eizelle als ein genetisches Programm vorliegen. Die Verwirklichung des genetischen Programms soll jedoch erst durch die Einwirkung epigenetischer Faktoren möglich sein. So dürfen Induktion, Zellaffinität und Gestaltungsbewegungen als Entfaltung des genetischen Programms betrachtet werden.

Nach SAXÉN (1970) lassen sich in der Organogenese, und zwar ausgehend von einer formlosen Zellpopulation, bestimmte Entwicklungsschritte unterscheiden, die sich prinzipiell durch die folgenden Prozesse auszeichnen sollen (Abb. 4): 1) Proliferation bis zur Erreichung einer minimalen, für die Verwirklichung der weiteren Schritte kritischen Zellmasse (statt Proliferation anscheinend auch durch Zellaggregation erreichbar); 2) induktive Determination; 3) Zellaggregation; 4) Gestaltungsbewegungen (Entstehung der Grundform der Organanlagen); 5) Zelldifferenzierungsprozesse (anscheinend molekulär bzw. chemisch bedingt, *Chemodifferenzierung*); 6) lokalisiertes Zellwachstum und 7) lokalisierte Zellproliferation (beides führt zu Organasymmetrien); 8) lokalisierter Zelltod (weitere Organmodellierung). Wichtige Grundtypen der Organmißbildungen sind experimentell durch Störungen bestimmter Entwicklungsschritte erzeugt und damit formalgenetisch charakterisiert worden. Die *Agenesie*, d. h. fehlende Organanlage überhaupt, und die *Hypoplasie*, d. h. mangelhafte Entwicklung bei sonst normalen Verhältnissen, sind danach durch eine Proliferationshemmung vor bzw. nach Er-

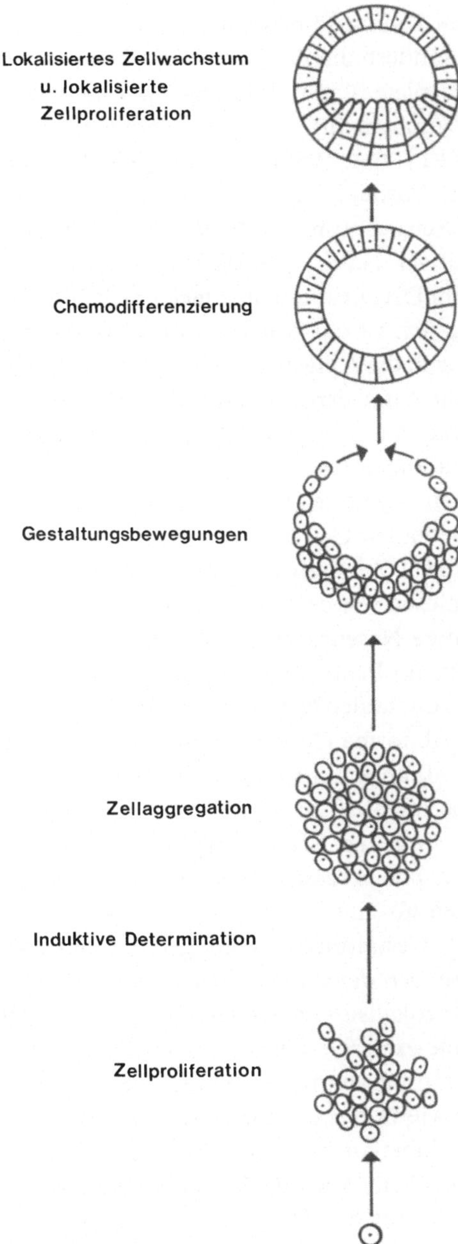

Abb. 4. Schematische Darstellung der wichtigsten Entwicklungsschritte bei der Organogenese (Nach SAXÉN 1970, verändert)

reichung der kritischen Zellmasse bedingt. Am hypoplastischen Organ ist prinzipiell nicht die Größe, sondern die Zahl der Zellen klein. Agenesie und Hypoplasie dürfen als typische Beispiele für Mißbildungen *per defectum* gelten. *Aplasie* wird bei einigen Autoren synonym für Agenesie gebraucht, in Übereinstimmung mit anderen Autoren (s. LETTERER 1959) wird hier jedoch unter *Aplasie* eine fehlende Entwicklung beim Vorliegen eines Organrudiments verstanden. An einem aplastischen Organ lassen sich Entwicklungsstörungen oft nicht nur quantitativer, sondern auch qualitativer Natur feststellen: die normale Organarchitektur ist meist nicht erhalten, im Organrudiment pflegen örtlich fremde Gewebsinseln vorzuliegen, bei Hohlorganen ist die Aplasie in der Regel mit einer Atresie verbunden. Theoretisch läßt sich die Aplasie auf eine primäre Störung der Induktion zurückführen. In der Tat kann experimentell durch Störung dieses Prozesses ein breites Anomalienspektrum erzeugt werden, das von rein quantitativen Fehlbildungen wie der vollständigen Rückbildung einer Organanlage, also einer später als sonst determinierten Agenesie (SAXÉN 1970), bis zu vorwiegend qualitativen Anomalien wie aberrierenden Gewebsdifferenzierungen reicht (SAXÉN u. KARKINEN-JAASKELAINEN 1981). An malformativen, durch Läsionen der Primärinduktoren bedingten Komplexen wie bei der Cyclopie kommen auch aplastische Organe wie das rüsselförmige Nasenrudiment vor. *Stenose* und *Atresie* sind rein beschreibende Ausdrücke, im Prinzip können beide angeboren oder erworben sein. Nicht selten liegt den konnatalen Stenosen und Atresien eine Hypoplasie bzw. eine Aplasie zugrunde. Abnorme Gewebsdifferenzierungen sind als Dysplasien bekannt, sie stellen Mißbildungen *per fabricam alienam* dar. Störungen der Zellaggregation führen experimentell zu Gewebsversprengungen und akzessorischen meist hypoplastischen Organen. Überzählige Gebilde gelten in der alten Einteilung als Mißbildungen *per excessum*, ein mehrfach vertretenes, normalerweise einziges Organ dagegen als eine Anomalie *per fabricam alienam* (s. SCHWALBE 1906). Hemmungen der Gestaltungsbewegungen führen zu der großen Gruppe der Dysrhaphien (*Monstra per defectum*). Zirkumskripte Hypoplasien lassen sich durch Hemmungen der lokalisierten Prozesse des Zellwachstums und der Zellproliferation erklären. Eine excessive Zellproliferation führt dagegen zu einer Überschußmißbildung. Der programmierte Zelltod soll in der Lichtungsbildung bestimmter Hohlorgane wie in der des Oesophagus und des Darmes eine wichtige Rolle spielen. Fehlt es dabei an solchen formativen Wirkungen, so können Atresien dieser Organe entstehen. Auch die Syndaktylie läßt sich durch eine mangelhafte modellierende Wirkung des Zellunterganges erklären. Der übermäßige Zelluntergang soll zu abnormen Spaltbildungen führen. All diese Mißbildungen gehören zu den *Monstra per defectum.*

Tabelle 8. Organogenese: Entwicklungsperioden und kritische Phasen

Blastogenese				Embryogenese					Fötogenese			
Wochen	1	2	3	4	5	6	7	8	12	16	20–36	38
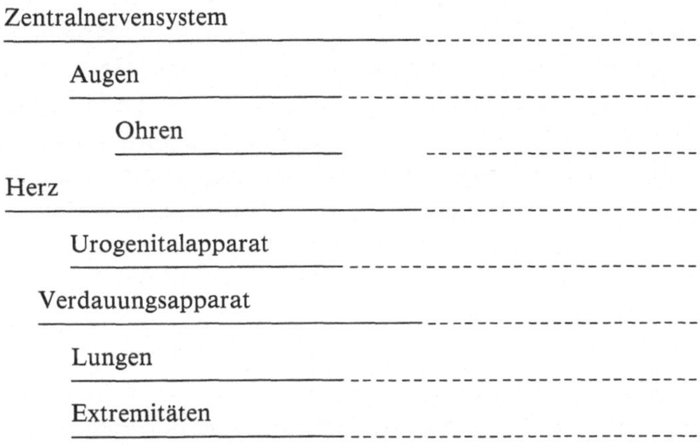 Zentralnervensystem			———	———	———	———	———	———	- - -	- - -	- - -	- - -
Augen				———	———	———	———	———	- - -	- - -	- - -	- - -
Ohren				———	———	———	———	———	- - -	- - -	- - -	- - -
Herz			———	———	———	———	———	———	- - -	- - -	- - -	- - -
Urogenitalapparat				———	———	———	———	———	- - -	- - -	- - -	- - -
Verdauungsapparat			———	———	———	———	———	———	- - -	- - -	- - -	- - -
Lungen				———	———	———	———	———	- - -	- - -	- - -	- - -
Extremitäten				———	———	———	———	———	- - -	- - -	- - -	- - -

Durchgezogene Linie: kritische Phase, gestrichelt: weitere Entwicklungsperioden

C. Kritische Entwicklungsphasen und teratogenetische Determinationsperioden

Unter kritischen oder sensiblen Entwicklungsphasen versteht man die Zeitspanne, in der die Strukturen gegen die Einwirkung teratogener Faktoren besonders empfindlich sind (GOERTTLER 1966b). In diesen Phasen bilden sich die Organrudimente, an denen sich eine intensive Stoffwechsel- und Wachstumsaktivität feststellen läßt (GOERTTLER 1966b). Die kritischen Phasen entsprechen in der Regel den teratogenetischen Perioden der schweren Mißbildungen (s. Tabelle 8). Die Möglichkeit der Entstehung von Mißbildungen bleibt jedoch in den restlichen Entwicklungsabschnitten der Organe bestehen. Zu diesen später, außerhalb der kritischen Phasen entstandenen Mißbildungen gehören die „minor Anomalies“ der angloamerikanischen Autoren. Unter teratogenetischer Determinationsperiode versteht man die Zeitspanne, in der eine *bestimmte* Mißbildung *formal* entstehen kann. Wird dabei eine kurze Latenzzeit zwischen der Einwirkung eines teratogenen Faktors und der Entstehung der Mißbildung angenommen, so fällt die Einwirkungszeit des auslösenden Faktors in die teratogenetische Periode. Unter dieser Annahme gestattet diese Abgrenzung der teratogenetischen Perioden Rückschlüsse auf die mögliche Einwirkungszeit eines Teratogens. Bei längeren Latenzzeiten, wie es bei genetischen Faktoren der Fall sein kann, gilt jedoch dieser Sachverhalt nicht (s. GOERTTLER 1966b). Während die kritischen Phasen für sich entwickelnde *Strukturen* gelten, sind hingegen die teratogenetischen Perioden auf *Mißbildungen* zu beziehen. Man spricht also von der kritischen Phase des Herzens, dagegen von der teratogenetischen Periode beispielsweise der Ventrikelseptumdefekte. Der Begriff der teratogenetischen Periode wurde von SCHWALBE (1906) eingeführt. SCHWALBE zog jedoch nur den spätesten Termin der Entstehungszeit der Mißbildungen als eine Variable in Betracht, er sprach dabei von Terminations*punkt* bzw. *-periode* je nach der Genauigkeit, mit welcher sich das Ende der mit der Befruchtung beginnenden Zeitspanne festlegen ließ. Heute werden die teratogenetischen Perioden etwas anders aufgefaßt, indem sie durch einen jeweils spezifischen Anfangs- und Endzeitpunkt determiniert, also abgegrenzt werden. Voraussetzung für eine solche Determination ist es einmal, die normale Einwicklung der betreffenden Struktur zu kennen, zum anderen, eine Auffassung von der formalen Genese der in Frage kommenden Mißbildung zu erwerben (CHUAQUI u. BERSCH 1972, ZAMORANO u. CHUAQUI 1979). Die Kenntnis von der normalen Entwicklung ergibt sich aus Studien normaler Embryonen von verschiedenen Entwicklungsstadien, nicht immer gelingt es aber, Einsicht in die formale Genese zu gewinnen. Im Prinzip ist dies bei den sog. *harmonischen* Mißbildungen möglich (LEHMANN 1955, WERTHEMANN 1955), die sich durch die Störung eines bestimmten Entwicklungsvorganges erklären lassen. Die *Hemmungsmißbildungen*, bei denen es sich um den Arrest eines embryonalen Prozesses handelt, gehören zu den harmonischen Mißbildungen. Bei den *disharmonischen* Mißbildungen, denen komplexe Prozesse z. T. degenerativer und proliferativer Natur zugrunde liegen, läßt sich nur schwerlich eine eindeutige Interpretation der formalen Genese gewinnen. Zu den disharmonischen Mißbildungen gehört z. B. die tuberöse Hirnsklerose.

In der Tabelle 8 sind die Entwicklungsperioden mit den betreffenden kritischen Phasen der wichtigsten Organe angegeben. Die etwa zweieinhalb ersten Wochen entsprechen der Blastogenese, also dem plastischen, toti- bis pluripotenten Stadium. In diesem Stadium sind drei Reaktionen des Keimlings auf eine teratogene Einwirkung möglich: 1) Fruchttod; 2) totaler Ausgleich der Schädigung; 3) Entstehung derjenigen Mißbildungen, die die Organisation des Gesamtorganismus betreffen (Doppelbildungen und Situs inversus, s. weiter unten). Zum Zeitpunkt des Überganges der kritischen Phasen in die weiteren Entwicklungsperioden läßt sich die Entwicklung der angegebenen Organe folgendermaßen charakterisieren: Im Zentralnervensystem haben sich das Telencephalon, die Kleinhirnhemisphären, die vordere Kommissur und die Commissura fornicis gebildet; an den Augen hat die Linse etwa die normale Form erreicht, die Verwandlung des Augenbecherstieles in den Nervus opticus ist eben abgeschlossen; an den Ohren sind die Gehörknöchelchen aufgetreten, die drei Anteile des Ohres weisen etwa die gegenseitigen Beziehungen des Erwachsenenohres auf; am Herzen ist die vektoriellen Bulbusdrehung gerade abgeschlossen; am Urogenitalapparat fällt der genannte Übergangszeitpunkt mit dem Abschluß dreier wichtiger Vorgänge zusammen, und zwar mit der Ausbildung der Nachniere und des Septum urorectale und mit dem Ende des indifferenten Stadiums der äußeren Genitalien; an den Verdauungsorganen verschwindet die physiologische Nabelhernie: Nach einem raschen Längswachstum und einer Drehung in der Nabelschnur zieht sich der Darm in die Leibeshöhle zurück, danach erfolgen eine weitere Verlängerung, eine zusätzliche Drehung und die endgültige Fixation des Darmes; an den Lungen fällt der Übergang mit dem Abschluß der sog. embryonalen Phase zusammen, danach erfolgen die pseudoglanduläre, die kanalikuläre und die alveoläre Phase; in der Entwicklung der Extremitäten geht die der oberen Gliedmaßen der der unteren einige Tage voraus, nach der kritischen Phase finden die Drehungen der Extremitäten statt.

D. Der Begriff der teratologischen Reihe

Dieser Begriff wurde von SCHWALBE (1906) eingeführt und ist von DOERR (1952, 1955b, 1960) mit besonderem Erfolg näher begründet worden (s. auch BERSCH u. DOERR 1976, CHUAQUI 1979). Unter teratologischer Reihe versteht man eine Gruppe von Mißbildungen, die als Varianten einer gleichen Grundform aufgefaßt werden können. Die Glieder einer solchen Reihe sind also miteinander rein formal, das ist ihrer sichtbaren Form, ihrer Konfiguration nach verknüpft. Der heuristische Wert dieses Begriffes liegt darin, daß zwischen den so verknüpften Gliedern *auch* eine morphogenetische Beziehung bestehen kann. Dann lassen sich die betreffenden Mißbildungen durch eine Störung verschiedenen Stärkegrades des gleichen Prozesses erklären. An einem Ende der Reihe liegt also die leichteste, in der Regel am spätesten entstandene, an dem anderen die schwerste, am frühesten entstandene Mißbildung. Die teratogenetische Determinationsperiode der ganzen Reihe ist durch den Anfangs- und Endzeitpunkt der teratogenetischen Perioden der primitivsten bzw. spätesten Mißbildung gegeben.

Die meisten teratologischen Reihen zeichnen sich dadurch aus, daß zwischen je zwei aufeinanderfolgenden Gliedern ein Zwischenglied denkbar ist. Es handelt sich dabei um *dichte* Reihen, die sich in einem quasi-kontinuierlichen Spectrum von Anomalien manifestieren. Solche Reihen deuten auf Störungen eines zugrunde liegenden kontinuierlichen Prozesses hin. Ein Beispiel dafür ist die formenreiche Gruppe der Fehlstellungen der großen Gefäße des Herzens, die sich im wesentlichen durch einen Arrest unterschiedlichen Grades der DOERRschen vektoriellen Bulbusdrehung erklären lassen (Abb. 5). Dabei versagt der Versuch einer Systematisierung in fixe, scharf voneinander getrennte Formen, solche Reihen sind eher durch die Charakterisierung einiger als Prototypen zu betrachtender Formen zu bestimmen. So gelten als Prototypen der Fehlstellungen der großen Herzgefäße der Eisenmenger-Komplex, die Fallotsche Tetrade, die Taussig-Bing-Anomalie, die arterielle Transposition, die Beurensche Transposition, die primitive Laevokardie (CHUAQUI 1969, 1979). Andere teratologische Reihen sind dagegen *diskret*, es besteht dabei von Natur aus eine Diskontinuität zwischen den Gliedern. Ein Beispiel dafür bieten die

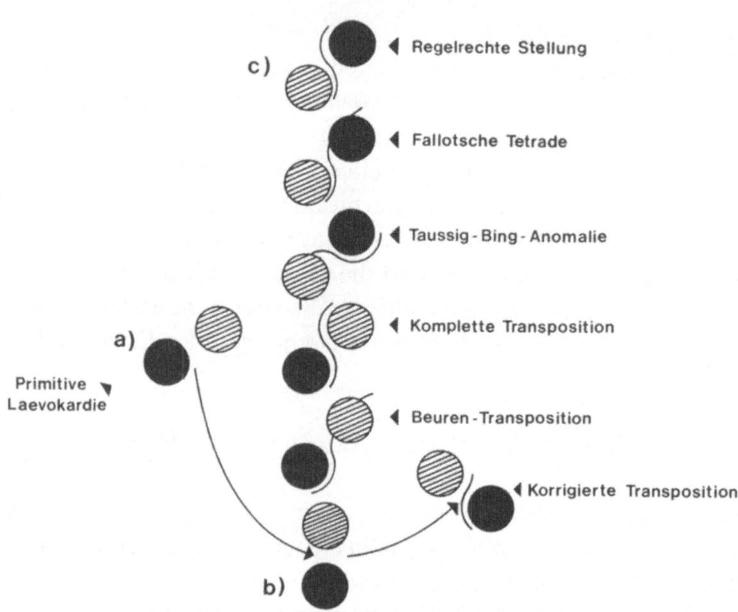

Abb. 5. Schema einer teratologischen Reihe, deren Glieder pathogenetisch (verschiedengradige Arretierung der vektoriellen Bulbusdrehung) miteinander verknüpft sind. Aufsicht von kranial. Unten: ventral, schwarz: Aortenostium, schraffiert: Pulmonalostium, S-förmige Linie: Ventrikelseptum. Von *a)* bis *b)* erfolgen Bulbuswanderung und -drehung, von *b)* bis *c)* hauptsächlich die Bulbusdrehung. Linksschwenkung des Bulbus führt zur korrigierten Transposition

verschiedenen Anordnungen der Eihäute bei eineiigen Zwillingen, deren drei Glieder die dichorisch-diamniotische, die monochorisch-diamniotische und die monochorisch-monoamniotische Formen sind. Die Diskontinuität drückt sich hier in der Möglichkeit aus, die verschiedenen Glieder durch eine ganzzahlige Quantität zu kennzeichnen. Die Störung besteht in der Teilung der embryonalen Zellmasse (s. weiter unten). Bei der Abgrenzung einer teratologischen Reihe darf man sich rein begrifflich jeder Art von Verzerrung der Ausgangsgrundform bedienen. Eine einfache topologische Betrachtung läßt dabei zwei Hauptarten solcher Verzerrungen erkennen: bei einer Art bleibt zwischen den verschiedenen Konfigurationen die Kontinuität erhalten, bei der anderen nicht (Abb. 6). Diese Unterscheidung kann wiederum Licht auf die Art des zugrunde liegenden pathomorphologischen Prozesses werfen. Nur im ersteren Falle kommen Störungen in Betracht, die letztendlich rein *elastischen* Verformungen des Grundmusters entsprechen, während im letzteren Falle Störungen wie Teilungs-, Verschmelzungs- und Zerstörungsvorgänge angenommen werden müssen, die mit einer Kontinuitätsunterbrechung verbunden sind. Weitere Beispiele für wichtige teratologische Reihen finden sich bei Doppelbildungen: Cephalothoracopagus-Prosopothoracopagus-Thoracopagus-

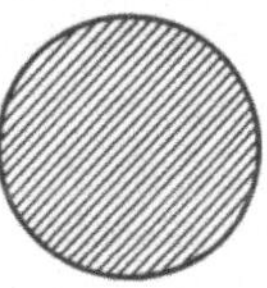

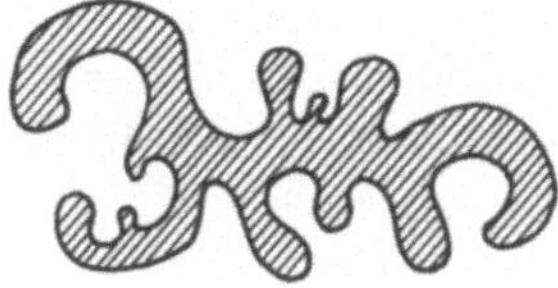

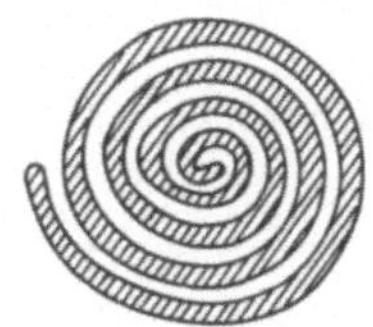

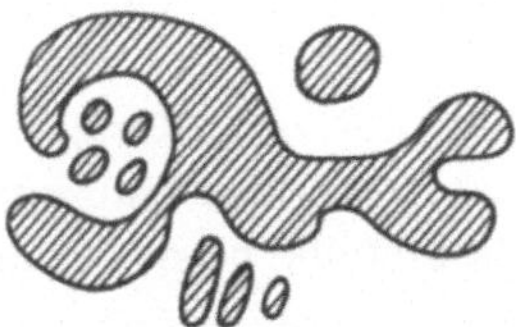

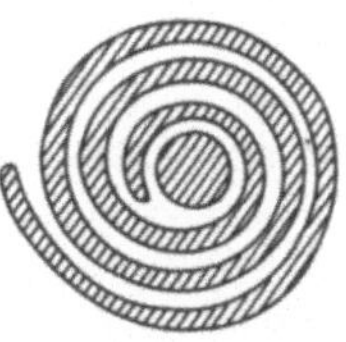

Abb. 6. Die in der zweiten Reihe angegebenen Verformungen sind der kreisförmigen Grundform topologisch äquivalent, die der dritten Reihe nicht. Letztere lassen sich nicht als rein elastische Verformungen des angeführten Grundmusters denken (näheres s. Text)

Xiphopagus; bei der Cyclopie-Arhinencephalie-Gruppe; bei den Sirenen und Sirenoiden, und zwar: Sirenoide-Sympus apus-Sympus monopus-Sympus dipus (s. weiter unten); bei der Rachischisis: Meningozele-Meningozystozele-Meningomyelozele-Meningomyelozystozele; bei der dorsalen Hirndysgenesie: Agenesie der gesamten Kommissuren-totale Balkenagenesie-kaudale Balkenagenesie (Spleniumagenesie)-Balkenhypoplasie.

E. Wirkungsweise der genetischen Faktoren

Sie können Störungen der verschiedenen Entwicklungsschritte bedingen (POSWILLO 1976). Bei der Induktion sind ein fehlender Kontakt zwischen Aktions- und Reaktionssystem, ein Verlust der Induktionsfähigkeit und ein Verlust der Kompetenz festgestellt worden (SAXÉN u. KARKINEN-JAASKELAINEN 1981).

Der dominante und der rezessive Erbgang lassen sich heute auf einer biochemischen Grundlage besser verstehen. Dominante Gene steuern die Synthese struktureller Proteine, die am Aufbau von Fasern, Membranen und Zellen beteiligt sind. Mutationen solcher Gene bedingen daher selbst beim heterozygotischen Zustand Veränderungen der Gewebsbeschaffenheit oder der Organform. Rezessive Gene

Tabelle 9. Wichtige Pleiotropiesyndrome[a]

Syndrom	Hauptmerkmale
Bardet-Biedl-Syndrom	Polydaktylie, Fettsucht, Schwachsinn, Pigmentdegeneration der Retina
Fanconi-Syndrom (Panmyelopathie)	Mißbildungen von Daumen u. Radius, Nierenmißbildungen, braune Pigmentflecken, Minderwuchs, Thrombozytopenie, Leukopenie, Anämie, gehäufte Chromosomenbrüche
Lowe-Syndrom	Stoffwechselstörungen mit Ausscheidung organischer Säuren im Urin, rachitische Skelettveränderungen, Linsentrübung, Glaukom
Wolfram-Syndrom	Optikusatrophie, Innenohrschwerhörigkeit, Diabetes mellitus, pitressinempfindlicher Diabetes insipidus, Hypogonadismus mit Gynäkomastie, verzögerte körperliche u. geistige Entwicklung, Fehlen der Sehnenreflexe der Beine, Erweiterung von Nierenbecken und Harnleitern
Kartagener-Syndrom	Sinusitis, Bronchiektasien u. Situs inversus (Kartagener-Trias). Oft: Mittelohrentzündungen mit Hörverlust, reduzierte Größe der Nasennebenhöhlen, Anosmie, Sterilität bei Männern (infolge Unbeweglichkeit der Spermien)

[a] Angaben nach LENZ 1983. Das Lowe-Syndrom ist X-gekoppelt und rezessiv, die restlichen Syndrome sind autosomal rezessiv

steuern dagegen die Synthese von Enzymen. In der Regel reicht die Hälfte der normalerweise synthetisierten Menge eines Enzyms für den Ablauf der betreffenden Reaktion aus. So erklärt sich der normale Phänotyp bei Heterozygotie im Falle von Mutationen rezessiver Gene (s. LENZ 1983).

Ein wichtiges Phänomen bei einigen monogenen Erbleiden ist das der *Pleiotropie* (oder *Polyphänie*). Die Polyphänie manifestiert sich als ein Komplex von verschiedenartigen Krankheitserscheinungen, die wenigstens z. Z. einer einheitlichen pathogenetischen Erklärung aufgrund einer primären Genwirkung entbehren. Der pleiotrope Effekt ist vermutlich nicht auf multiple voneinander unabhängige Wirkungen des polyphänen Gens zurückzuführen, er beruht wahrscheinlich auf einem Grunddefekt einer chemischen Substanz, die für die normale Entwicklung mehrerer Organe notwendig sein soll. Die Pleiotropiekomplexe sind pathogenetisch nicht mit den malformativen Syndromen zu verwechseln, die durch Chromosomenaberrationen bedingt sind. Bei den ersteren geht es um Veränderungen eines einzelnen, jedoch polyphänen Gens, bei den letzteren ist das Genom an mehreren Genen, also polygen verändert. Unklar bleibt der intime Mechanismus, den die quantitativen Störungen des chromosomalen Gleichgewichtes besonders die Trisomien mit sich bringen. In der Tabelle 9 sind die Hauptmerkmale wichtiger Pleiotropiesyndrome angegeben.

F. Wirkungsweise der peristatischen Faktoren

Die exogenen Noxen können sich wie die genetischen Faktoren auch auf jeden Entwicklungsschritt der Organogenese teratogen auswirken (POSWILLO 1976). Für einen bestimmten Faktor hängt der teratogene Effekt von der Dosis (bzw. Intensität), der Wirkungsdauer und von der Entwicklungsphase des betreffenden Organs ab (GOERTTLER 1966b). Elementare Zellschäden sind dabei Permeabilitätsstörungen, Mitosenhemmung (Zytostase) und Zytolyse, Schäden, die sich heute teilweise auf einer biochemischen Grundlage erklären lassen. Zur Erklärung der toxischen Effekte von Pharmaka ist nicht nur eine direkte, sondern auch eine indirekte Wirkung durch deren Metabolite heranzuziehen, die teratogene Wirkung läßt sich daher erst unter Berücksichtigung der Artunterschiede in Hinsicht auf die Pharmakodynamik und -kinetik bei der betreffenden Tierart verstehen

Tabelle 10. Biochemisches Niveau der teratogenen Wirkung der peristatischen Faktoren[a]

Biochemisches Niveau	Teratogener Faktor
Chromosomale DNS (Ersatz, Blokade, Zerstörung, Molekularveränderungen)	Viren, ionisierende Strahlen, alkylierende Substanzen (Radiomimetica: Busulfan), Antibiotica (Dactinomycin), Steroide (Stilboestrol, Oestradiol, Testosteron, Vitamin D, Cortison)
Veränderung der Messenger-RNS	Viren
Transferreaktionen von Methylgruppen (Purin-de novo-Synthese, Pyrimidinsynthese, Aminosäurekonversionen) u. RNS-Synthese	Antimetabolite (Folsäureantagonisten: Aminopterin, Thalidomid), Alkohol, Antiepileptica, Lithium (Magnesium- und Kaliumantagonist: im Tierexperiment)
Proteinsynthese	Antibiotica (Tetrazyklin, Chloramphenicol, Streptomyzin)
Oxidative Phospholirierung	Alkylierende Substanzen, Dinitrophenol, Hypothyreose, Riboflavinmangel (Tierexperimente), Cyanid (Tierexperimente)
Krebs-Zyklus	Malonat (Tierexperimente), Fluorid (Tierexperimente), Thiaminmangel (Tierexperimente)
Glykolyse (Embden-Meyerhof-Zyklus)	Alkylierende Substanzen, Dinitrophenol, Hypothyreose, Riboflavinmangel (Tierexperimente), Jod-Essigsäure (Tierexperimente)
Glukosebedarf	Mangelernährung (Tierexperimente), Insulingabe (Tierexperimente)
Sauerstoffbedarf	Sauerstoffmangel (Tierexperimente)

[a] Herrn Professor A. Foradori, Labor für Kernmedizin, Medizinische Hochschule, Katholische Universität Santiago, Chile, danke ich für die wertvolle Hilfe bei der angegebenen tabellarischen Darstellung

(BERRY u. BARLOW 1976). Bei den ionisierenden Strahlen kommt außer der in der Trefferhypothese vertretenen direkten Wirkung besonders ein indirekter Effekt durch freie Radikale in Betracht, die in verschiedenartige Makromoleküle, darunter in die DNS, eingreifen. Bei Anwendung von zwei Teratogenen lassen sich tierexperimentell verschiedene Effekte unterscheiden: Interferenz zwischen beiden Teratogenen, Exklusionseffekt (Endeffekt gleicht der teratogenen Wirkung eines einzelnen Teratogens), Summationseffekt und Potentiation (RUNNER u. DAGG 1960). Solche Modelle dürfen im Prinzip auch beim Menschen gelten.

In der Tabelle 10 sind die biochemischen Ebenen angeführt, auf denen die peristatischen Faktoren ihre teratogene Wirkung ausüben können. Für mehrere Substanzen ist der biochemische Mechanismus nicht geklärt. Dazu gehören die Anticoagulantia, bei denen hypoxidotische, durch Blutungen bedingte Schäden und eine Herabsetzung des Vitamin K-Spiegels in Betracht kommen (BERGSMA 1979), und Stoffwechselsstörungen wie der Diabetes mellitus und die Phenylketonurie (s. NORA 1983 und NORA u. NORA 1978). Das Trypanblau, ein Teratogen bei den Tierversuchen (s. WEGENER 1961), bedingt nach BECK (1976) eine Hemmung der Heterolysosomen und Pinozytose. Ein wichtiger Mechanismus in der menschlichen Teratologie ist der „betrügerische Austausch", der beim Lithium (Magnesiumantagonist) in den Purin- und Pyrimidinantagonisten (alkylierende Substanzen) und den Folsäureantagonisten (Aminopterin, Thalidomid) vertreten ist. Dem Folsäureantagonismus kommt die Herabsetzung des Folatspiegels wahrscheinlich

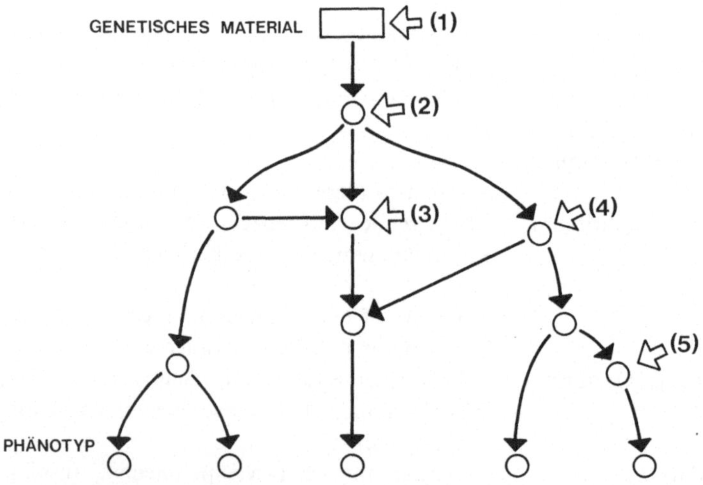

Abb. 7. Schematisch dargestellte Vorstellung zur Phänokopie. Direkte und indirekte Genauswirkungen sind durch Pfeile (Prozesse) und Kreise (jeweilige Genprodukte) angegeben. Eine Veränderung des genetischen Materials soll sich im Schema in einem aus fünf Symptomen bestehenden Komplex im Phänotyp ausprägen. Bei Einwirkung exogener Faktoren in Stufen (1) und (2) wird der ganze Komplex bei der in Stufe (4) ein polysymptomatischer Teilkomplex, bei der in Stufen (3) und (5) nur ein Einzelsymptom phänokopiert

beim chronischen Alkoholabusus und den Antiepileptica nahe (SMITTHELS 1976). Der teratogene Effekt der exogenen Noxen beim Menschen verwirklicht sich, wie in der Tabelle ersichtlich, über die höheren, komplexeren biochemischen Niveaus einschließlich direkt durch Eingriff in die DNS. So läßt sich das Phänomen der *Phänokopie* verstehen, in dem die beschränkten Reaktionsmöglichkeiten des Organismus zum Ausdruck kommen. Die Phänokopie beruht wahrscheinlich darauf, daß die exogenen Noxen Störungen der genetisch gesteuerten Prozesse, also auf den vom Genom determinierten Wegen verursachen können (Abb. 7). Die Nachahmung betrifft in der Regel ein Einzelsymptom, ausnahmsweise können aber erbbedingte malformative Komplexe nachgeahmt werden: Die Thalidomid-Embryopathie gleicht in mehreren Merkmalen denen des Holt-Oram-Syndroms und der Fanconi-Panmyelopathie (monogene Erbleiden mit dominantem bzw. rezessivem Erbgang, s. LENZ 1983).

V. Zur Systematik der Entwicklungsstörungen des Gesamtorganismus und der seiner Hauptsegmente

Hierzu lassen sich mit LEHMANN (1955) und WERTHEMANN (1955) drei Gruppen von Entwicklungsstörungen unterscheiden: Störungen der Organisation des Gesamtindividuums, malformative Komplexe des vorderen bzw. hinteren Körperendes und dysrhaphische, die äußere Körperform betreffende Störungen. Die erste Gruppe, die durch die Doppelbildungen und den Situs inversus vertreten ist, ist mit Störungen des Organisatorzentrums verbunden, der zweiten Gruppe, zu der die Cyclopie und die Sirenen mit den jeweils verwandten Formen gehören, liegen Störungen der regionalen primären Induktion zugrunde, die Dysrhaphien sind schließlich auf Störungen der Topogenese zurückzuführen.

A. Störungen der Organisation des Gesamtindividuums

1. Doppelbildungen

Wir folgen in vereinfachter Form SCHWALBEs Systematisierung (1907), wonach aus didaktischen Gründen die Untergruppen der gesonderten (die *Gemini*) und der zusammenhängenden Doppelbildungen (die *Duplicitates*) unterschieden werden. In jeder Untergruppe sind wiederum symmetrische und asymmetrische Formen zu unterscheiden.

a) Gesonderte, symmetrische Doppelbildungen (Gemini aequales). Sie entsprechen den monozygotischen Zwillingen, die immer gleichen Geschlechts sind. Nach dem Weinberger-Verfahren läßt sich in einem Zwillingskollektiv der Anteil

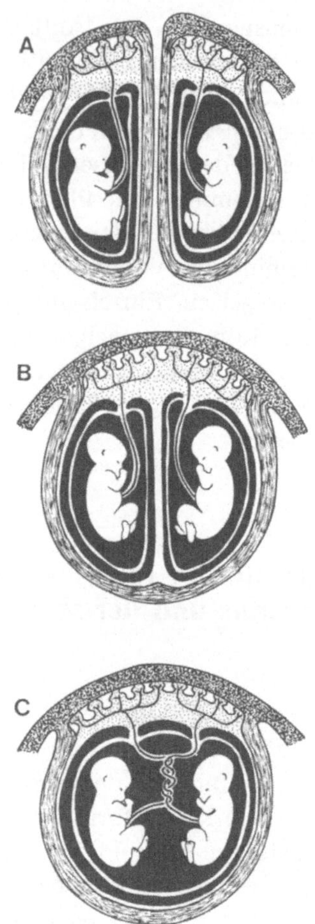

Abb. 8. Anordnungsformen der Eihäute bei eineiigen Zwillingen. *A*: dichorisch diamniotisch (in 25–30%), *B*: monochorisch diamniotisch (in 70–75%), *C*: monochorisch monoamniotisch (in 1%) (nach HAMILTON u. Mitarb. 1962, verändert)

der monozygotischen Zwillinge ausgehend von dem der verschiedengeschlechtigen (dizygotischen) Zwillingspaare bestimmen, da etwa die gleiche Anzahl der letzteren für die gleichgeschlechtigen zweieiigen Zwillinge angenommen werden darf. Der Rest entspricht den monozygotischen Zwillingspaaren. Also: $MZ = GZ - 2VZ$ (*MZ:* Anzahl der monozygotischen Zwillingspaare, *GZ:* Anzahl der gesamten Zwillingspaare, *VZ:* Anzahl der verschiedengeschlechtigen Zwillingspaare). Dizygotische Zwillinge sind häufiger als monozygotische, und zwar im Verhältnis von 2 : 1 bis 3 : 1. Die Häufigkeit von Zwillingsgeburten liegt in der Größenordnung von 1%. Die Häufigkeitsschwankungen (von 0,4% in Japan bis 4,5% in bestimmten Gegenden Afrikas, LENZ 1983, s. auch ALTSHULER 1982) beruhen eigentlich auf einem unterschiedlichen Anteil an dizygotischen Zwillingen. Geburten zweieiiger Zwillinge werden mit zunehmendem Mutteralter bis zu einem Gipfel bei etwa 40 Jahren häufiger. Die Häufigkeit von Drillings- und Vierlingsgeburten usf. entspricht nach HELLINs Gesetz dem Wert der zweiten bzw. dritten Potenz usf. der Häufigkeit von Zwillingsgeburten. Also: $M_p = Z^{(p-1)}$ (M_p: Häufigkeit der Mehrlingsgeburten, p: Anzahl der Mehrlingspartner, Z: Häufigkeit der Zwillingsgeburten). Bei eineiigen Zwillingen lassen sich drei Anordnungsformen der Eihäute unterscheiden: dichorisch diamniotisch, monochorisch diamniotisch und monochorisch monoamniotisch (Abb. 8). Die erste Form findet sich in 25–30% der Fälle, sie beruht auf einer Trennung der Blastomeren während der Segmentation. Die zweite Form kommt in 70–75% vor, sie wird auf eine Teilung des Embryoblasts in der Blastozyste zurückgeführt. Die dritte Form findet sich in etwa 1% der Fälle, sie erklärt sich durch eine Duplikation des Organisators zu Ende der Blastogenese (s. HAMILTON u. Mitarb. 1962). Die monochorischen Formen sind mit sehr seltenen Ausnahmen für Monozygotie charakteristisch (s. ALTSHULER 1982). Die perinatale Mortalitätsrate bei monozygotischen Zwillingen ist wesentlich höher als bei zweieiigen Zwillingen und Einzelgeburten (ALTSHULER 1982). Ob bei eineiigen Zwillingen Mißbildungen häufiger als sonst zu finden sind, scheint statistisch nicht gesichert zu sein (ALTSHULER 1982, WARKANY 1975a). Bei eineiigen Zwillingen kommen allerdings bestimmte Mißbildungen (Sirenomelie, Analatresie, Hypospadie und, bei *einem* Partner, Situs inversus) häufiger als sonst vor (s. LENZ 1983, WILLIS 1962).

b) Gesonderte, asymmetrische Doppelbildungen (*Gemini monochorii inaequales*). Sie bestehen in einem normal und einem stark abnorm entwickelten Partner, dem *Acardius*. Klassisch unterscheidet man die *Hemiacardii*, bei denen die Körpersegmente erkennbar sind, und die Holoacardii, bei denen mindestens ein Segment fehlt bzw. ganz rudimentär entwickelt ist (SCHWALBE 1907). Bei den Holoacardii lassen sich wiederum drei Formen unterscheiden: der Acardius acephalus (die häufigste Form), der Acardius acormus (die seltenste Form) und der Acardius amorphus (aus einer formlosen, jedoch mit Axialorganen versehenen Gewebsmasse bestehend). Bei der allgemeinen Gruppe der Acardier lassen sich meist die Anlagen des Herzens, der Leber und Milz, oft von Anus, Sternum und der Vagina vermissen. Die meisten Beschreibungen von „Herzvorkommen" sind zweifelhaft (s. FRUTIGER 1969). Auf jeden Fall handelt es sich bei den Hemiacardii nicht um das Vorkommen eines halben Herzens, ein berechtigter Einwand gegen eine solche Benennung (s. FRUTIGER 1969). Nach FRUTIGER ist die allgemeine Gruppe der Acardii durch Angaben über die äußere Körperform (vorhandene Gliedmaßen und Körpersegmente) näher zu bestimmen. Eine zunehmende Organdifferenzierung soll in der Reihe Amorphus, Acephalus dipus, Acephalus monobrachius dipus und Acephalus dibrachius dipus nachweisbar sein (FRUTIGER 1969). Die Häufigkeit der Acardien beträgt etwa 1:30000 Geburten, die Geschlechtsverteilung entspricht etwa der Norm. Die Anordnungsform der Eihäute ist immer monochorisch, meist diamniotisch. Bei den Acardien liegt das wesentliche Problem darin, ob das Fehlen des Herzens als eine echte Agenesie (Hypothese der primären Akardie) oder aber als eine trophisch bedingte Rückbildung der Herzanlage (Hypothese der sekundären Akardie) zu deuten sei. In der Tat sind bei monochorischen Anordnungsformen der Eihäute oft verschiedenartige Anastomosen der Blutgefäße nachweisbar (s. BENISCHKE u. DRISCOLL 1967), über welche ein zirkulatorisches Ungleichgewicht zwischen den Zwillingspartnern entstehen kann. Die meisten Autoren sprechen sich heute für die zweite Hypothese aus. Trophische durch Kompression bedingte Störungen können meist in der zweiten Schwangerschaftshälfte zur Entstehung eines *Foetus papyraceus* (*sive compressus*) bei einem Zwillingspartner führen.

c) Zusammenhängende, symmetrische Doppelbildungen (*Duplicitas symmetros*). Morphogenetisch kommen zwei Theorien in Betracht: Teilung eines ursprünglich einfachen Keims mit inkompletter Duplikation des Organisators und Verschmelzung zweier Embryonalanlagen. Für die zuerst genannte Hypothese sprechen sich heute die meisten Autoren aus. Die Häute sind immer monochorisch monoamniotisch. Häufigkeitsangaben über das Vorkommen solcher Doppelbildungen beim

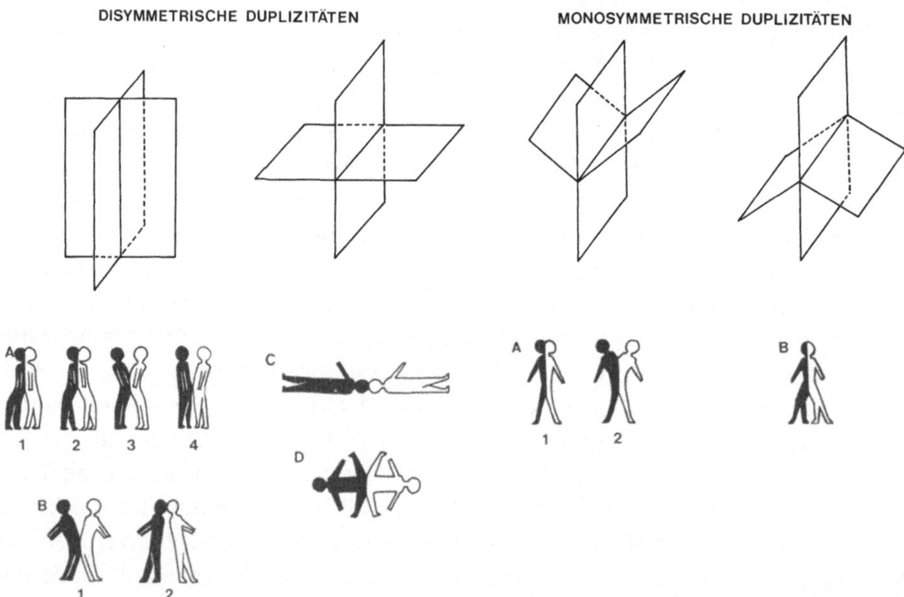

Abb. 9. Bei den disymmetrischen Duplizitäten liegen zwei Symmetrieebenen vor. *A*: ventraler Zusammenhang (1: Cephalothoracopagus, 2: Prosopothoracopagus, 3: Thoracopagus, 4: Xiphopagus), *B*: dorsaler Zusammenhang (1: Pygopagus, 2: Craniopagus occipitalis), *C*: cranialer Zusammenhang (Craniopagus parietalis), *D*: caudaler Zusammenhang (Ischiopagus). Bei den monosymmetrischen Duplizitäten läßt sich nur eine Symmetrieebene unterscheiden. *A*: Duplicitas parallela anterior (1: Diprosopus, 2: Dicephalus), *B*: Duplicitas parallela posterior (Dipygus) (Nach SCHWALBE 1907, verändert)

Menschen schwanken zwischen 1:2800 und 1:200000 Geburten (ALTSHULER 1982). Am meisten handelt es sich dabei um totgeborene Thoracopagen weiblichen Geschlechts. Diese Form findet sich beim Menschen in etwa 75% der gesamten symmetrischen Duplizitäten, von denen mindestens 70% dem weiblichen Geschlecht entsprechen (ALTSHULER 1982). Die geläufig als Sammelname gebrauchte Bezeichnung *siamesische Zwillinge* stammt von den 1811 in Siam geborenen, weltberühmten Xiphopagen Eng und Chang, die bis zum Alter von 63 Jahren lebten; sie heirateten zwei Schwestern, und je einer wurde Vater von neun Kindern (näheres darüber bei SCHWALBE 1907). An dem Verbindungsabschnitt können Weichteile und Knorpelgewebe, auch Knochen und miteinander verschmolzene Viscera beteiligt sein. Nach SCHWALBE (1907) sind formal zwei Hauptgruppen zu unterscheiden: die disymmetrischen und die monosymmetrischen Formen (Abb. 9).

i) Duplicitas disymmetros. Die doppeltsymmetrischen Formen weisen zwei Symmetrieebenen auf. Hierzu gehören die ventral, dorsal, bestimmte cranial bzw. caudal zusammenhängende Doppelbildungen. An den ventralen Zusammenhängen ist in der Regel die umbilicale Region beteiligt. Supraumbilicale Formen sind die Cephalothoracopagen (Janus), Prosopothoracopagen, Thoracopagen, Sternopagen und Xiphopagen; die rein infraumbilicale Form entspricht dem Ileopagen. Zu den dorsalen Formen zählt man den Craniopagus occipitalis und den Pygopagus. Die craniale Form ist durch den Craniopagus parietalis, die caudale durch den Ischiopagus vertreten (Abb. 9).

ii) Duplicitas monosymmetros. Der Verbindungsbezirk befindet sich hier lateromedial, es liegt nur *eine* Symmetrieebene vor (Abb. 9). Diese Gruppe ist auch als *Duplicitas parallela* bekannt. Je nach der Lage der Verdoppelung unterscheidet man eine *Duplicitas anterior, media* resp. *posterior.* Innerhalb dieser Gruppe kommt beim Menschen die Duplicitas anterior am häufigsten vor, und zwar als Dicephalus bzw. Diprosopus. Die Duplicitas media ist beim Menschen nicht bekannt, die posterior ist durch den Dipygus vertreten.

Übergangs- und Kombinationsformen kommen vor, es lassen sich mehrere teratologische Reihen abgrenzen.

d) Zusammenhängende, asymmetrische Doppelbildungen (*Duplicitas aysmmetros*). Sie bestehen aus dem *Autositen* und dem *Parasiten.* Der Autosit ist ein relativ gut entwickeltes Individuum, der Parasit entspricht dagegen einem nur teilweise entwickelten Organismus oder aber einer formlosen tridermischen Gewebsmasse, also einem Teratom. Zwischen beiden parasitären Formen bestehen fließende Übergänge. Nach WILLIS (1962) ist der Parasit als ein Organismus aufzufassen, wenn am Parasiten Axialorgane nachweisbar sind, ein Kriterium, dem heute die meisten Autoren folgen. Der Parasit sitzt am häufigsten im Mundbereich mit Befestigung am Gaumen (*Epignathus*) oder aber an der Sakralregion (*Sakral-*

parasit). In beiden Lokalisationen kommt er meist in Form eines Teratomes vor. Für die organismischen Formen des Parasiten wird heute eine inkomplette Duplikation des Organisators angenommen. Die Teratome des Mundbereiches werden auf eine Induktionsaktivität der oropharyngealen Membran, einer Struktur, die dem primären Kopfinduktor entstammt, zurückgeführt; die Sakralteratome haben wahrscheinlich ihren Ursprung in Resten des Primitivstreifens, einer pluripotenten Struktur (MOORE 1973). Je nach dem Sitz der Befestigung des Parasiten lassen sich folgende Formen unterscheiden: i) im Bereich des Kopfs: der Craniopagus parasiticus, Janus parasiticus und Epignathus; ii) im Bereich des Halses, Thorax oder Abdomens: der Thoracopagus parasiticus und der Epigastrius; iii) im Bereich des Rückens: der Notomelus (nach SCHWALBE zweifelhaft beim Menschen); iv) im Bereich des Beckens: der Ischiopagus parasiticus, Pygopagus parasiticus und der Sakralparasit. Hierzu ist noch die sehr selten vorkommende Lokalisation im Inneren des Autositen (*Foetus in foetu*) hinzuzufügen (WILLIS 1962).

2. Über die Chimären und das Zwillingstransfusionssyndrom

Eine Chimäre ist in der griechischen Mythologie bei Homer ein Wesen mit Löwenkopf, Ziegenrumpf und Drachenschwanz. In der Teratologie des Menschen sieht man einen chimärischen Mischling bei Individuen mit mehreren, genotypisch unterschiedlichen Zellpopulationen, die im Unterschied zum Mosaizismus nicht vom gleichen Genom stammen: In seltenen Fällen zweieiiger Zwillinge treten transplazentar Blutzellen eines Partners in den anderen über, um sich in diesem ansiedeln.

Die oft bei monochorischen Zwillingen vorhandenen Gefäßanastomen stellen in der Placenta ein drittes, beiden Partnern gemeinsames Zirkulationsgebiet dar. Bei bestimmten Anordnungen der Anastomosen kann ein Partner als Blutspender für den anderen wirken. Ein solches Transfusionssyndrom manifestiert sich beim Empfänger in Plethora, Hydropsie, Polyhydramnion, Herzhypertrophie, Hypertrophie der Nierenkörperchen, während beim Spender eine Unterernährung, Anämie und Oligohydramnie entstehen (s. ALTSHULER 1982, BENISCHKE u. DRISCOLL 1967).

3. Zum Situs inversus totalis

Diese Symmetrieanomalie besteht in dem zur Norm spiegelbildlichen Aufbau des Organismus. Die Pathogenese ist nicht restlos geklärt, genetische Faktoren, und zwar mit rezessivem Erbgang spielen jedoch eine wichtige Rolle (CAMPBELL 1963, COCKAYNE 1938). Darauf weist unter anderem der hohe Prozentsatz von Verwandtenehen bei den Eltern von betroffenen Individuen hin (etwa 5%, CAMPBELL 1965). Das häufige Vorkommen des Situs inversus nur bei einem Partner eineiiger Zwillinge deutet aber darauf hin, daß in der Pathogenese auch äußere Momente eine Rolle spielen (TORGERSEN 1949, 1950). Die experimentelle Erzeugung des Situs inversus durch Schnürungsversuche oder durch Reimplantation einer Gewebsschicht aus Medullarplatte und darunter gelegenem Entoderm nach

Drehung um 180° sprechen allerdings dafür, daß der Situs inversus früh determiniert ist (Stark 1955, Willis 1962). Die Inversion der großen zuführenden Gefäße und die der Atria (des öfteren im Rahmen einer Dextrokardie) dürfen als morphologisches Hauptsymptom des Situs inversus angesehen werden (Chuaqui 1969). Eine Schlüsselstellung in der Genese des Situs inversus kommt jedoch dem Entoderm zu. Ob diese Gewebsschicht als ein Induktor der Herzentwicklung wirkt oder aber als eine Führungsunterlage zur Herzausbildung dient, scheint nicht geklärt zu sein (zur Induktionshypothese s. Fullilove 1970, Orts-Llorca 1970, zur Hypothese der Kontaktführung s. DeHaan 1964, 1965).

Die Häufigkeit des Situs inversus liegt in der Größenordnung von 1 : 10000 Geburten (Torgersen 1950). Bergsma (1979) gibt ein Geschlechtsverhältnis von rund 1,5 : 1 zugunsten der Männer an. Multiple Organanomalien kommen beim Situs inversus häufiger als beim Situs solitus vor (Goerttler 1963). Dies gilt insbesondere für Herz-Gefäßmißbildungen, die sich in 5% der Fälle mit Dextrokardie, also rund 5mal so häufig wie bei der Normokardie feststellen lassen (Schad u. Mitarb. 1965).

B. Malformative Komplexe des vorderen und hinteren Körperendes

1. Malformative Komplexe des cephalen Körpersegments

Die Cyclopie und die Arhinencephalie stellen pathogenetisch verwandte Mißbildungen dar, die experimentell durch die Einwirkung verschiedenartiger Noxen auf die Region des archencephalen Induktors erzeugt werden können (Ballinsky 1960, Lehmann 1955, Peters u. Lund 1958). Ursächlich kommen beim Menschen genetische und bestimmte peristatische Faktoren in Betracht (autosomal rezessive Mutationen, Deletion 18p-, 13-Trisomie, Virusinfekt, s. Bergsma 1979). Hauptmerkmale der Cyclopie sind eine einzige Augenanlage, ein rüsselartiges, oberhalb der Orbita gelegenes Nasenrudiment (*Proboscis*), ein univentrikuläres Endhirn (mit Kommissurenagenesie) und Mikrostomie bis Astomie (mangelhaft entwickelte bzw. fehlende Mundspalte). Statt eines Augens können in der einzelnen Orbita zwei miteinander verschmolzene Bulbi (*Synophthalmie*) vorliegen. Bei der Arhinencephalie sind vor allem der Nasen-Kiefer-Apparat und das Riechhirn betroffen, es liegen zwei getrennte, jedoch dicht beieinander etablierte Orbitae (Hypotelorismus) vor. Die Nasenanlage fehlt oder ist mangelhaft entwickelt. Ähnliches gilt für den Ober- und Unterkiefer (Agnathie bzw. Mikrognathie). Oft liegen Lippen-, Kiefer- und Gaumenspalten vor. Nach einigen Autoren wird die Arhinencephalie in die Ethmocephalie (mit den beschriebenen arhinencephalen Charakteren), die Cebocephalie (κῆβος, *Affe*; eigentlich wegen Ähnlichkeit mit platyrhinen Affen) und die Trigonocephalie (Dreieckskopf) unterteilt (für eine ausführliche Systematik s. Probst 1979). Die verschiedenen Formen der Cyclopie und Arhinencephalie bilden eine teratologische Reihe mit fließenden Übergängen (Werthemann 1955). Die Cyclopie kommt sehr selten anscheinend ohne

Geschlechtsbevorzugung vor (Bergsma 1979). Das Einzelauge der Cyclopen ist nach Starck (1955) auf eine Zerstörung des zwischen den Augenblasen liegenden Gewebes (Torus opticus) mit nachfolgender Vereinigung der Augenanlagen zurückzuführen. Danach soll sich die teratogenetische Determinationsperiode der Cyclopie und Arhinencephalie vom 24. bis zum 31. Entwicklungstag erstrecken. Nach Probst (1979) soll die Cyclopie früher, schon in der Frühneurula determiniert sein.

Die beim Menschen auch sehr selten vorkommende Otocephalie besteht in einer Agenie (Agenesie der Mandibula), Verlagerung der mißgebildeten Ohren zur Mittellinie und Mikrostomie. Franceschettis Dysostosis mandibulofacialis soll wahrscheinlich zu den leichteren Fällen der Otocephalie gezählt werden. Ob die Otocephalie aus einer Induktionsstörung (etwa eines deuterencephalen Induktors) resultiert, ist fraglich (s. Lehmann 1955, Werthemann 1955).

2. *Malformative Komplexe des caudalen Körpersegments*

Hierzu gehören die Sirenen und Sirenoiden, die sich tierexperimentell vor allem durch Bestrahlung auf die Region des Rumpfinduktors, auch mit Trypanblau, erzeugen lassen (Lehmann 1955, Warkany 1955a). Beim Menschen sind genetisch und peristatische Faktoren beteiligt (s. Young u. Mitarb. 1986). Sirenen und Sirenoide kommen beim Menschen bei einer Häufigkeit von etwa 1 : 60000 Geburten (Young u. Mitarb. 1986) mit Bevorzugung des männlichen Geschlechts (im Verhältnis von 2,7 : 1, Willis 1962) vor. Diese Mißbildungen scheinen sehr früh (in der 3. Entwicklungswoche, Young u. Mitarb. 1986) determiniert zu sein.

Bei den Sirenen liegt eigentlich eine Symmelie der unteren Extremitäten, also eine Sympodie vor, die sich je nach dem Verschmelzungsgrad in verschiedene Formen (apodale, monopodale bzw. dipodale Symmelie) einteilen läßt. Die miteinander verschmolzenen Extremitäten sind regelmäßig nach außen gedreht (Kniekehlen median- bis bauchwärts gerichtet). Charakteristischerweise findet sich eine persistierende Arteria omphalomesenterica (meistens die sinistra), die Nabelschnur enthält eine Arterie und eine Vene. Die Sirenoiden zeichnen sich dagegen durch eine einheitliche, von vornherein das Zellmaterial der sonst paarigen Anlagen einschließende Extremität aus. Den Sirenen und Sirenoiden sind ferner schwere Mißbildungen des Beckens, Enddarms und Urogenitalapparats gemeinsam (nicht selten Agenesie der Nieren, der Genitalien und des Rectums mit Persitenz der Kloake). Bei den Monopoden handelt es sich um einen asymmetrischen Defekt des Beckens und einer unteren Extremität. Liegen bei Monopoden Mißbildungen des Enddarms und Urogenitalapparats vor, so spricht man von sirenoiden Monopoden. Monopoden sind aber begrifflich von den Sirenen und Sirenoiden auseinanderzuhalten (näheres bei Gruber 1937 und Haslhofer 1972). Nach Young und Mitarb. (1986) sind die Sirenenbildungen mit dem *VATER*-Syndrom (Defekte der *V*ertebrae, *A*nalatresie, *t*racheo-ösophagische Fistel ('*e*sophagic'), *r*adiale und renale Dysplasie) pathogenetisch verwandt.

C. Die Dysrhaphien der Körperwand

Topographisch lassen sich dorsale und ventrale Dysrhaphien unterscheiden, sie sitzen mit wenigen Ausnahmen an der Medianlinie des Körpers.

1. Die dorsalen Dysrhaphien

Davon sind das Zentralnervensystem, die Schädelknochen bzw. die Wirbelsäule und die benachbarten Weichteile betroffen. Pathogenetisch sind sie auf eine primäre Verschlußstörung des Neuralrohres zurückzuführen, die über eine Störung der sekundären Induktion zu Spaltbildungen der Knochenanteile führen soll.

Sowohl im Kopf- als auch im Rückenbereich bilden die verschiedenen Formen jeweils eine teratologische Reihe. Im Kopfbereich reicht sie von der Aplasie der allein durch eine *Area cerebro-vasculosa* vertretenen Hirnanlage mit fehlender Entwicklung des Schädels (Anencephalie mit Acranie) über das Vorliegen von rudimentären Hirnanteilen (Merenencephalie, τό μέρος, *der Teil*) bei einer Cranioschisis partialis (Merocranie) bis zu den leichtesten Formen von Encephalocelen durch einen Schädeldefekt. Die Encephalocelen selbst lassen sich je nach dem Inhalt des Bruchsacks in mehrere Formen einteilen (PETERS u. LUND 1958). Im Prinzip weisen die Dysrhaphien im Rückenbereich jeweils gleiche Formen auf: ein in der ganzen Länge klaffendes, durch eine *Area medullo-vasculosa* vertretenes Medullarrohr (mit dem Aussehen eines „offenen Buches") bei einer totalen Rachischisis; dysplastisches, zystisch umwandeltes Rückenmarkgewebe bei einer Rachischisis partialis, bis die leichtesten Formen der *Spina bifida cystica.* Die Spina bifida cystica (eigentlich gleichbedeutend mit *Rachischisis* (s. PETERS u. LUND 1958), oft aber im Sinne einer Rachischisis partialis gebraucht) läßt sich ebenfalls je nach dem Inhalt des Bruchsacks in mehrere Formen einteilen (s. FRIEDE 1975, PETERS u. LUND 1958, PFEIFFER 1984). Die teratogenetische Determinationsperiode der beschriebenen Mißbildungen soll sich vom 18. bis zum 26. Entwicklungstag erstrecken (ZAMORANO u. CHUAQUI 1979). Bei den dorsalen Dysrhaphien kommt der *Spina bifida occulta* pathogenetisch eine Sonderstellung zu, denn diese oft vorkommende Rachischisis partialis tritt bei verschlossenem Neuralrohr auf. Sie sitzt meist in der lumbosakralen Region, die darüber gelegene Haut ist ebenfalls verschlossen und weist in der Regel eine Hypertrichose auf. Nach einigen Autoren soll sie zur normalen Variationsbreite des Kreuzbeins zählen. Nach anderen Forschern ist sie als ein Endzustand einer Reparation einer Meningocele oder einer vorübergehenden Verschlußstörung des Sakralrohres aufzufassen. In der Tat finden sich an den darunter liegenden Meningen bzw. am benachbarten Rückenmark oft mikroskopische Veränderungen (s. FRIEDE 1975, PETERS u. LUND 1958).

2. Die ventralen Dysrhaphien

Hierzu zählen wir mit WERTHEMANN (1955) diejenigen Dysrhaphien, die sich als Störungen der zur Ausbildung und zum Verschluß der ventralen Körperwand führenden Gestaltungsbewegungen auffassen lassen. Solche Dysrhaphien sind mit Bruchbildungen (*Kelosomien*) oder Exterriorisation verschiedener Viscera verbunden. Dabei darf man grundsätzlich vier Formen unterscheiden: die *Fissura sterni*, die *Gastroschisis*, die *Omphalocele* und die *Ekstrophia vesicalis.*

a) Die Fissura sterni. Die Verschmelzung der Brustbeinleisten miteinander fängt beim Menschen bei 15 mm langen Embryonen (Anfang der 6. Entwicklungswoche) an und ist in der 9. Entwicklungswoche abgeschlossen (CLARA 1967). Ob die Spaltbildung des Brustbeines (eigentlich der Brustwand) einfach als eine Hemmung des Verschmelzungsvorgangs zu deuten sei, ist fraglich. Experimentelle Untersuchungen sprechen dafür, daß die Fissura sterni wegen einer Auflösung des Mesenchyms entstehen kann. Die experimentelle Erzeugung gelingt mit β-Aminopropionitril (BARROW 1972). Die Fissura sterni totalis ist mit einer *Ectopia cordis* und nicht selten mit einer Gastroschisis verbunden. Sie ist ein seltenes Vorkommnis, bis 1979 sollen weniger als 200 Fälle mit Ectopia cordis mitgeteilt worden sein (BERGSMA 1979).

b) Die Gastroschisis. Der Wanddefekt beschränkt sich dabei selten nur auf das Epigastrium, meist ist die umbilicale Region, nicht selten auch das Hypogastrium befallen. Die Haut setzt sich im Bereich des Wanddefektes mit dem Amnionsack fort, der Darmschlingen und andere abdominale Viscera enthält. Auf keinen Fall handelt es sich dabei um einen gespaltenen Magen, es liegt aber ein gespaltener Bauch vor (ἡ γαστήρ = der Bauch, der Magen). Nach den meisten Autoren liegt die teratogenetische Determinationsperiode in der 3. Entwicklungswoche, dabei wird nämlich eine Störung in der Bildung der betreffenden Somiten angenommen (WARKANY 1955a). Möglich ist jedoch eine Wachstumshemmung bzw. Auflösung des Mesenchyms nach der Entstehung der Somiten. Die Gastroschisis ist wie die Fissura sterni mit Ectopia cordis eine seltene Mißbildung (1 : 30000 Geburten, s. OTTO u. Mitarb. 1976).

c) Omphalocele (Exomphalos). Diese Mißbildung besteht eigentlich in der Persistenz der bis zur 10. Entwicklungswoche physiologischen Umbilicalhernie. Sie wird auf einen Arrest der Rückziehung der abdominalen Viscera in die Bauchhöhle zurückgeführt. Bei der Omphalocele liegen Darmschlingen und sonstige abdominale Organe im extraembryonalen Zölom, der Bruchsack ist innen durch Amnion, außen durch Wharton-Sülze überzogen. Diese Dysrhaphie kommt oft, und zwar mit einer Häufigkeit von 1 : 6000 Geburten ohne Geschlechtsbevorzugung vor (OTTO u. Mitarb. 1976).

d) Ekstrophia vesicalis. Der Wanddefekt liegt in der infraumbilicalen Region, dabei ist die Vorderwand der Harnblase befallen, so daß die Schleimhautfläche der Hinterwand nach außen frei vorliegt (Spaltblase). Die dysrhaphische Störung greift oft auf die Harnröhre mit der Folge einer Epispadie über, die Symphisis pubica ist nicht selten offen. Häufig liegen schwere Mißbildungen der Genitalorgane und des Enddarms vor. Häufigkeitsangaben über das Vorkommen der Spaltblase schwanken zwischen 1 : 500 bis 1 : 5000 Geburten, dabei ist das männliche Geschlecht im Verhältnis von 5 : 1 bevorzugt (ZOLLINGER 1966). Bei der Ausbildung der infraumbilicalen Körperwand spielt ein Wachstums- und Wanderungsvorgang des Mesoderms eine entscheidende Rolle. Dieses Gewebe, aus dem später die Muskulatur entsteht, schiebt sich unter dem Ektoderm von dorsal her zur Mittellinie hin. Der Prozeß läuft ab von der 4. bis zur 8. Entwicklungswoche. Die Dysrhaphie beruht wahrscheinlich auf einer mangelhaften Entwicklung des Mesoderms mit nachfolgender Ruptur der ventralen Körper- und Harnblasenwand (MOORE 1973).

Literatur

ABEL EL (1981) Fetal alcohol syndrome, vol 1. CRC Press Boca Raton, Florida

ALTSHULER G (1982) Developmental aspects of twins, twinning und chimerism. In: ROSENBERG HS, BERNSTEIN J (eds) Perspectives in pediatric pathology, vol 7, pp 121–136. Masson Pub USA Inc, New York Paris Barcelona Milan Mexico City Rio de Janeiro

ALZAMORA V, ROTTA A, BATILLANA G, ABUGATTAS R, RUBIO C, BOURONCLE J, ZAPATA C, SANTA-MARIA E, BINDER T, SUBIRIA R, PAREDES D, PANDO B, GRAHAM G (1953) On the possible influence of great altitudes on the determination of certain cardiovascular anomalies. Pediatrics 12:259–262

BALINSKY BJ (1960) An introduction to embryology. Saunders, Philadelphia

BARROW MV (1972) Ectopia cordis (ectocardia) and gastroschisis induced in rats by maternal administration of the lathyrogen, beta-aminopropionitrile (BAPN). Am Heart J 83:518–526

BECK F (1976) Model systems in teratology. Brit Med Bull 32:53–58

BECKER MH, GENIESER NB, FINEGOLD M, MIRANDA D, SPACKMANN T (1975) Chondrodysplasia punctata. Is maternal Warfarin therapy a factor? Amer J Dis Child 129:356–357

BECROFT DMO (1981) Prenatal cytomegalovirus infection: epidemiology, pathology, and pathogenesis. In: ROSENBERG HS, BERNSTEIN J (eds) Perspectives in pediatric pathology, vol 6, pp 203–242. Masson Pub USA Inc, New York Paris Barcelona Milan Mexico City Rio de Janeiro

BENISCHKE K, DRISCOLL G (1967) The pathology of human placenta. In: LUBARSCH O, HENKE F, RÖSSLE R, UEHLINGER E (Hrsg) Hdbch spez path Anat u Histol VII/5, S 98. Springer, Berlin Heidelberg New York

BERGSMA D (1979) Birth defects compendium. 2nd Ed. Macmillan, New York

BERNFIELD MR (1981) Organization and remodeling of extracellular matrix in morphogenesis. In: CONNELY TG, BRINKLEY LL, CARLSON BM (eds) Morphogenesis and pattern formation, pp 139–162. Raven Press, New York

BERRY C (1981) Congenital malformations. In: BERRY C (ed) Paediatric pathology, p 67. Springer, Berlin Heidelberg New York

Berry C, Barlow S (1976) Some remaining problems in the reproductive toxicity testing of drugs. Brit Med Bull 32:34–38

Bersch W, Doerr W (1976) Reitende Gefäße des Herzens. Homologiebegriff und Reihenbildungen. Springer, Berlin Heidelberg New York

Bertalanffy von L (1932) Theoretische Biologie, Bd I. Borntraeger, Berlin

Bonner DM, Mills SE (1964) Heredity. Prentice-Hall, New Jersey

Bookstein FL (1981) Coordinate systems and morphogenesis. In: Connely TG, Brinkley LL, Carlson BM (eds) Morphogenesis and pattern formation, pp 265–282. Raven Press, New York

Brill AB, Forgotson EH (1964) Radiation and congential malformation. Amer J Obstet & Gynecol 90 (suppl) 1149–1168

Brun A (1965) The subpial granular layer of the foetal cerebral cortex in man. Acta pathol et microbiol Scand 179 (suppl) 7–80

Campbell M (1963) The mode of inheritance in isolated laevocardia and dextrocardia and situs inversus. Brit Heart J 25:803–813

Campbell M (1965) Causes of malformations of the heart. Brit Med J 2:895–904

Carter CO (1965) Inheritance of common congential malformations. Med Genet 4:59–84

Chuaqui B (1969) Zur Terminologie einiger Herzheterotopien. Virchows Arch A path Anat 347:260–276

Chuaqui B (1976) Algunas nociones de la patomorfología general de las malformaciones. Cuad Chil Cir 20:275–279

Chuaqui B (1979) Doerr's theory of morphogenesis of arterial transposition in light of recent research. Brit Heart J 41:481–485

Chuaqui B, Bersch W (1972) The periods of determination of cardiac malformations. Virchows Arch A path Anat 356:95–110

Clara M (1967) Entwicklungsgeschichte des Menschen. Quelle & Meyer, Heidelberg

DeHaan RL (1964) Cell interaction and oriented movements during development. J Exp Zool 157:127–138

DeHaan RL (1965) Morphogenesis of the vertebrate heart. In: DeHaan RL, Ursprung H (eds) Organogenesis, p 377. Holt, New York

Dekaban AS (1968) Abnormalities in children exposed to X-radiation during various stages of gestation: tentative timetable of radiation injury to the human fetus. Part I. J Nucl Med 9:471–477

Dische MR, Gooch WM (1981) Congenital toxoplasmosis. In: Rosenberg HS, Bernstein J (eds) Perspectives in pediatric pathology, vol 6, pp 83–144. Masson Pub USA Inc, New York Paris Barcelona Milan Mexico City Rio de Janeiro

Doerr W (1952) Über ein formales Prinzip der Koppelung von Entwicklungsstörungen der venösen und arteriellen Kammerostien. Z Kreislaufforsch 41:269–284

Doerr W (1955a) Die Mißbildungen des Herzens und der großen Gefäße. In: Kaufmann E, Staemmler M (Hrsg) Lrbch spez path Anat I/1, S 381. W de Gruyter, Berlin

Doerr W (1955b) Die formale Entstehung der wichtigsten Mißbildungen des arteriellen Herzendes. Beitr path Anat 115:1–32

Doerr W (1957) Kyematopathien und perinatale Krankheiten. Ärzt Wschr 12:721–731

Doerr W (1958) Neuere Gesichtspunkte zur Entstehung angeborener Herzkrankheiten. Ber physik.-med Ges Würzburg 69:32–38

DOERR W (1960) Pathologische Anatomie der angeborenen Herzfehler. In: MOHR L, STAEHLIN S, BERGMANN VON G, FREY BERN W, SCHWIEGK H (Hrsg) Hbch inn Med, IX/3, S 1. Springer, Berlin Göttingen Heidelberg

DOYLE EF, RUTKOWSKI M (1970) Etiology of congenital heart disease. Cardiovasc Clin 2:1–26

DRIESCH H (1909) Die Philosophie des Organischen. Bd I. Engelmann, Leipzig

DUDGEON JA (1976) Infective causes of human malformations. Brit Med Bull 32:77–83

EDELMAN GM (1984) Cell-adhesion molecules: a molecular basis for animal form. Sci Am 250:80–91

EDWARDS JH (1960) The simulation of mendelism. Acta genet 10:63–70

EKELUND H, KULLANDER S, KÄLLEN B (1970) Major and minor malformations in newborns and infants up to one year of age. Acta paediat Scand 59:297–302

ERNOUT A, MEILLET A (1979) Dictionare étymologique de la langue latine. Histoire des mots. Klincksieck, Paris

FLIEDNER Th M (1989) Medizinische Folgen von Tschernobyl. Jahrbuch der Heidelberger Akad Wissensch für 1988:42–45

FRIEDE RL (1975) Developmental neuropathology. Springer, New York Wien

FRITZ-NIGGLI H (1960) Allgemeine Strahlentheorie. In: BÜCHNER F, LETTERER E, ROULET F (Hrsg) Hbch allg Path X/1, S 1. Springer, Berlin Göttingen Heidelberg

FRUTIGER P (1969) Das Problem der Akardie. Acta anat 74:505–531

FULLILOVE SL (1970) Heart induction: distribution of active factors in newt endoderm. J Exp Zool 175:323–326

GOERTTLER K (1957) Über das pathologische Geschehen in der Pränatalperiode des menschlichen Organismus. Dtsch med Wschr 82:640–644

GOERTTLER K (1963) Die Mißbildungen des Herzens und der großen Gefäße. In: BARGMANN W, DOERR W (Hrsg) Das Herz des Menschen. B I, S 422. Thieme, Stuttgart

GOERTTLER K (1966a) Probleme der Pränatalpathologie. Hippokrates 37:581–591

GOERTLER K (1966b) Germopatías. In: BECKER PE (Ed) Genética humana, II p 1. Edic Toray, Barcelona

GREGG NM (1942) Congenital cataract following German measles in the mother. Trans Ophtal Soc Aust 3:35–46

GRUBER GB (1937) Sirenoide Fehlbildungen. In: SCHWALBE E, Die Morphologie der Mißbildungen des Menschen und der Tiere, III/1, S 557. Fischer, Jena

HAMILTON WJ, BOYD JD, MOSSMAN HW (1962) Human embryology. Heffer & Sons, Cambridge

HARTMANN M (1933) Allgemeine Biologie. Fischer, Jena

HASLHOFER L (1972) Erkrankungen des Knochensystems. In: KAUFMANN E, STAEMMLER M (Hrsg) Lhbch spez path Anat II/4, S 2379. W de Gruyter, Berlin New York

HEUSER CL, CORNER GW (1957) Developmental horizons in human embryos. Contr Embryol Carneg Inst 36:29–39

HINCHLIFFE JR (1981) Cell death in embryogenesis. In: BOWEN ID, LOCKSHIN RA (Eds) Cell death in biology and pathology, p 35. Chapman and Hall, London New York

HOLLÄNDER E (1921) Wunder Wundergeburt und Wundergestalt. Verlag von Ferdinand Enke, Stuttgart

HOLTFRETER J (1939) Gewebeaffinität. Ein Mittel der embryonalen Formbildung. Arch Exp Zellforsch 23:169–209

Höpker WW (1984) Mißbildungen. Interrelationen, Assoziationen und diagnostische Validität. Springer, Berlin Heidelberg New York Tokyo

Jacob F, Monod J (1961) Genetic regulatory mechanisms in the syntesis of proteins. J Mol Biol 3:318–356

Jones KL, Smith DW (1973) Recognition of the fetal alcohol syndrome in early infancy. Lancet 2:999–1001

Jones KL, Smith DW, Ulleland CN, Streissguth AP (1973) Pattern of malformation in offspring of chronic alcoholic mothers. Lancet 1:1267–1271

Kennedy WP (1967) Epidemiologic aspects of the problem of congenital malformations. Birth Def Orig Art Ser 3:1–14

Lamy M, De Grouchy J, Schweisguth O (1957) Genetic and non-genetic etiology of congenital heart disease: a study of 1188 cases. Amer J Hum Genet 9:17–41

Langman J (1972) Medizinische Embryologie. Thieme, Stuttgart

Lehmann FE (1955) Die embryonale Entwicklung. In: Büchner F, Letterer E, Roulet F (Hrsg) Hdbch allg Path VI/1, S 1. Springer, Berlin Göttingen Heidelberg

Lemoine P, Harrousseau H, Borteru J-P, Menuet JC (1968) Les enfants des parents alcooliques: anomalies observées à propos de 127 cas. Quest Med 25:477–482

Lenz W (1968) Anomalías de los cromosomas sexuales, disgenesias gonadales, intersexualidad. In: Becker PE (ed) Genética humana, III/1, p 362. Ed Toray, Barcelona

Lenz W (1969) Anomalías de los autosomas, con especial consideración de la debilidad mental. In: Becker PE (ed) Genética humana, V/2, p 344. Ed Toray, Barcelona

Lenz W (1982) Die Ursachen von Mißbildungen, gestern, heute und morgen. J Génét hum 30 (suppl 5) 477–495

Lenz W (1983) Medizinische Genetik. Thieme, Stuttgart

Lenz W, Knapp K (1962) Die Thalidomid-Embryopathie. Dtsch med Wschr 87: 1232–1242

Letterer E (1959) Allgemeine Pathologie. Thieme, Stuttgart

Marden PM, Smith DW, McDonald MJ (1964) Congenital anomalies in the newborn infant, including minor variations. J Pediat 64:357–371

McIntosh R, Merrit KK, Richards MR, Samuels MH, Bellons AT (1954) The incidence of congential malformations: a study of 5,964 pregnancies. Pediatrics 14:505–522

McKeown T (1976) Human malformations. Brit Med Bull 32:1–3

McKeown T, Record RG (1960) Malformations in a population observed for five years after birth. In: Wolstenholme GEW, O'Connoer CM (eds) Ciba Foundation Symposium, S 2–21. Little Brown Co, Boston

Meadow SR (1968) Anticonvulsant drugs and congenital anomalies. Lancet 2:1296

Meinhardt H, Gierer A (1974) Applications of a theory of biological pattern formation based on lateral inhibition. J Cell Sci 15:321–346

Meyer WW, Simon E (1960) Die präparatorische Angiomalacie des Ductus arteriosus Botalli als Voraussetzung seiner Engstellung und als Vorbild krankhafter Arterienveränderungen. Virchows Arch path Anat 333:119–136

Michaels RH, Mellin GW (1960) Prospective experience with maternal rubella and the associated congenital malformations. Pediatrics 26:20–29

Moore KL (1973) The developing human. Saunders, Philadelphia London Toronto

Morand P, Laine JL, Laugier J (1972) Le syndrome de Noonan (à propos de deux observations) Arch Mal Coeur et Vaiss 65:863–874

MOSCONA A (1963) Rotation-mediated histogenetic aggregation of dissociated cells. Exp Cell Res 22:455–475

MOSCONA A, MOSCONA H (1952) The dissociation and aggregation of cells from organ rudiments of the early chick embryo. J Anat 86:287–301

NELSON MM, FORFAR JO (1969) Congential abnormalities at birth: their association in the same patient. Develp Med Chil Neurol 11:3–16

NEWMAN SA, FRISCH HL, PERLE MA, TOMASEK JJ (1981) Limb development: aspects of differentiation, pattern formation, and morphogenesis. In: CONNELY TG, BRINKLEY LL, CARLSON BM (eds) Morphogenesis and pattern formation, S 163. Raven Press, New York

NISHIMURA H, TAKANO K, TANIMURA T, YASUDA M, UCHIDA T (1966) High incidence of several malformations in the early human embryos as compared with infants. Biol Neonat 10:93–107

NORA JJ (1983) Etiologic aspects of heart diseases. In: ADAMS FH, EMMANOULIDES GC (eds) Moss' heart disease in infants, children, and adolescents. Williams & Wilkins, Baltimore London

NORA JJ, NORA AH (1978) The evolution of specific genetic and environmental counseling in congenital heart diseases. Circulation 57:205–213

OPPENHEIMER JM (1971) Problems, concepts and their history. In: WILLIER BJ, WEISS PA, HAMBURGER V (eds) Analysis of development. Hafner Pub Co, New York

O'RAHILLY R (1973) Developmental stages in human embryos. Carn Inst Wash Pub No 631

ORTS-LLORCA F (1970) Curvature of the heart: its first appearance and determination. Acta anat 77:454–468

OTTO HF, WANKE M, ZEITHOFER J (1976) Darm und Peritoneum. In: DOERR W, SEIFERT G, UEHLINGER E (Hrsg) Spez path Anat II/2, S 1. Springer, Berlin Heidelberg New York

PACHALY L (1956) Contribución al problema de las malformaciones humanas. Bol Soc Biol (Concepción) 31:37–118

PEIFFER J (1984) Neuropathologie. In: REMMELE W (Hrsg) Pathologie. Bd 4, S 1. Springer, Berlin Heidelberg New York

PEÑALOZA D, ARIAS-STELLA J, SIME F, RECAVARREN S, MARTICORENA E (1964) The heart and pulmonary circulation in children at high altitudes. Pediatrics 34:568–582

PETERS G, LUND O-E (1958) Die Fehlbildungen des Zentralnervensystems. In: KAUFMANN E, STAEMMLER M (Hrsg) Lhbch spez path Anat, Bd III/1, S 343. W de Gruyter, Berlin

PLUMMER G (1952) Anomalies occurring in children exposed *in utero* to the atomic bomb in Hiroshima. Pediatrics 10:687–693

POSWILLO DA (1976) Mechanisms and pathogenesis of malformation. Brit Med Bull 32:59–64

PROBST FP (1979) The prosencephalies. Springer, Berlin Heidelberg New York

ROSENBERG HS, OPPENHEIMER EH, ESTERLY JR (1981) Congenital rubella syndrome: the late effects and their relation to early lesions. In: ROSENBERG HS, BERNSTEIN J (eds) Perspectives in pediatric pathology, vol 6, S 183–202. Masson Pub USA Inc, New York Paris Barcelona Milan Mexico City Rio de Janeiro

RUBIN A (1969) Handbook of congenital malformations. Saunders, Philadelphia London

RUNNER MN, DAGG CP (1960) Metabolic mechanisms of teratogenic agents during morphogenesis. Nat Can Inst Monogr 2:41–54

SAXÉN L (1970) Defective regulatory mechanisms in teratogenesis. Internat J Gynecol & Obstet 8:798–804

SAXÉN L, KARKINEN-JAASKELAINEN M (1981) Biology and pathology of embryonic induction. In: CONNELY TG, BRINKLEY LL, CARLSON BM (eds) Morphogenesis and pattern formation, S 21–48. Raven Press, New York

SCHAD N, KÜNZLER R, ONAT T (1965) Diagnóstico diferencial de las cardiopatias congénitas. Ed Labor, Barcelona Madrid Buenos Aires Río de Janeiro México Montevideo

SCHÄTZLE W, HAUBRICH J (1975) Pathologie des Ohres. In: DOERR W, SEIFERT G, UEHLINGER E (Hrsg) Spez path Anat, Bd 9. Springer, Berlin Heidelberg New York

SCHWALBE E (1906) Allgemeine Mißbildungslehre (Teratologie). In: SCHWALBE E, Morphologie der Mißbildungen des Menschen und der Tiere, 1. T, S 1. Fischer, Jena

SCHWALBE E (1907) Die Doppelbildungen. In: SCHWALBE E, Morphologie der Mißbildungen des Menschen und der Tiere. 1. T, S 1. Fischer, Jena

SIGGERS DC, POLANI PE (1972) Congenital heart diseases in male and female with somatic features of the Turner's syndrome and normal sex chromosomes (Ullrich's and related syndromes). Brit Heart J 34:41–46

SMITH DW (1972) Atlas de malformaciones somáticas en el niño. Edic Pediátrica, Barcelona

SMITH JM (1980) Mathematical ideas in biology. Univ Press, Cambridge

SMITHELLS RW (1976) Enviromental teratogens of man. Brit Med Bull 32:27–33

SPEMANN H (1967) Embryonic development and induction. Hafner Pub Co, New York

STARCK D (1955) Embryologie. Thieme, Stuttgart

STEINBERG MS (1981) The adhesive specification of tissue self-organization. In: CONNELY TG, BRINKLEY LL, CARLSON BM (eds) Morphogenesis and pattern formation, S 179–204. Raven Press, New York

STEVENSON AC (1961) Frequency of congenital and hereditary disease. Brit Med Bull 17:254–259

STEWART AL, KEAY AJ, SMITH PG (1969) Congenital malformations; a detailed study of 2500 live born infants. Ann Human Genet (London) 32:353–360

STREETER GL (1942) Developmental horizons in human embryos. Contr Embryol Carn Inst 30:211–245

STREETER GL (1945) Developmental horizons in human embryos. Contr Embryol Carn Inst 31:27–63

STREETER GL (1948) Developmental horizons in human embryos. Contr Embryol Carn Inst 32:133–203

STREETER GL (1951) Developmental horizons in human embryos. Contr Embryol Carn Inst 34:165–196

THOMPSON JS, THOMPSON MW (1973) Genetics in medicine. Saunders, Philadelphia London Toronto

THURNER J (1970) Iatrogene Pathologie. Urban & Schwarzenberg, München Berlin Wien

TÖNDURY G (1962) Embryopathien. Path Klinik einz Darst Bd IX. Springer, Berlin Göttingen Heidelberg

TORGERSEN J (1949) Genetic factors in visceral asymmetry and the development and pathologic changes of the lungs, heart, and abdominal organs. Arch Path 47:566–593

TORGERSEN J (1950) Situs inversus, asymmetry and twinning. Amer J Hum Genet 2:361–370

UFFENORDE H (1961) Das Hör- und Gleichgewichtsorgan. In: KAUFMANN E, STAEMMLER M (Hrsg) Lhrbch spez path Anat III/2, S 853. W de Gruyter, Berlin

VOGEL F (1989) Humangenetik in der Welt von heute. 12 Salzburger Vorlesungen. Springer, Berlin Heidelberg New York London Paris Tokyo Hong Kong

WARKANY J (1975a) Congenital malformations. Year Book Med Pub Inc, Chicago

WARKANY J (1975b) A Warfarin embryopathy? Amer J Dis Child 129:287–288

WEGENER K (1961) Über die experimentelle Erzeugung von Herzmißbildungen durch Trypanblau. Arch Kreislaufforsch 34:99–144

WERTHEMANN A (1955) Allgemeine Teratologie mit besonderer Berücksichtigung der Verhältnisse beim Menschen. In: BÜCHNER F, LETTERER E, ROULET F (Hrsg) Hbch allg Path VI/1, S 58. Springer, Berlin Göttingen Heidelberg

WIGGLESWORTH JS (1984) Perinatal pathology. Saunders, Philadelphia London Toronto Mexico City Rio de Janeiro Sydney Tokyo

WILLIS RA (1962) The borderland of embryology and pathology. Butterworths, London

WOLFF E (1971) Experimentelle Embryologie. In: GRASSÉ P-P (Hrsg) Allgemeine Biologie. Bd 3, S 1. Fischer, Stuttgart

WOLPERT L (1981) Positional information, pattern formation, and morphogenesis. In: CONNELY TG, BRINKLEY LL, CARLSON BM (Eds) Morphogenesis and pattern formation, pp 5–20. Raven Press, New York

YAMAZAKI JN, WRIGHT SW, WRIGHT PM (1954) Outcome of pregnancy in women exposed to atomic bomb in Nagasaki. Amer J Dis Child 87:448–463

YOUNG ID, O'RAHILLY KM, KENDALL CH (1986) Etiological heterogeneity in sirenomelia. Pediat Pathol 5:31–43

ZAMORANO L, CHUAQUI B (1979) Teratogenetic periods for the principal malformations of the central nervous system. Virchows Arch A384:1–18

ZOLLINGER HU (1966) Niere und ableitende Harnwege. In: DOERR W, SEIFERT G, UEHLINGER E (Hrsg) Spez path Anat, Bd 3, S 1. Springer, Berlin Heidelberg New York

Nachwort

In unseren „Sitzungsberichten“ (1989 Abh. 2) hatte ich versucht, über den Krankheitsbegriff am Beispiel eines polyphänen pathischen Prozesses, dem der Arteriosklerose, zu referieren. Die Abhandlung Chuaquis stellt einen Prüfstein anderer Qualität dar. Wer den Wanderweg durch die Mißbildungslehre zurückgelegt hat, wird ein wenig erschöpft fragen: Sind nun Mißbildungen (besondere) Krankheiten oder nicht?

Wir hatten bei Virchow gelernt, daß alles Pathische entgleiste Norm sei; daß Krankheiten Lebensvorgänge wären, die sich von denen des Alltags nur dadurch unterschieden, daß sie mit „Leidenscharakter“ und „Gefahr“ verbunden seien. Und Ludolf Krehl machte uns klar, Krankheiten als solche gäbe es gar nicht, es gäbe nur kranke Menschen. Danach durfte man sagen, Krankheit sei ein „gedanklich-begriffliches Etwas“, und Friedrich Vogel bezeichnete in seinen Salzburger Vorlesungen (1989) Krankheit als „Konstrukt“, was wohl dasselbe bedeutet.

Dem Leben schlechthin, einerlei ob ungestört oder wie immer verändert, eignet die elementare Qualität des Prozeßhaften. Das bedeutet, daß räumliche und zeitliche Gestalten interferieren. Ich verstehe „Gestalt“ im Sinne von v. Ehrenfels, wage also zu sagen, daß man den Begriff Krankheit nur dann wird erfassen können, wenn man die Elemente der Gestaltenlehre assimiliert hat. Zyklische, d. h. zeitlich geordnet ablaufende, Krankheiten, z. B. sog. Allergosen (Typhus abdominalis, croupöse Pneumonie u.v.a.) zeigen am einfachsten, was „Zeitgestalt“, aber auch – verfügen sie über bestimmt-charakterisierbare morphologische Äquivalente – „Raumgestalt“ ausmacht. Wer „gestaltsichtig“ ist, kann das Konstrukt mit Inhalt erfüllen, wer „gestaltblind“ ist, wird sich hart tun.

Mißbildungen können nach Chuaqui sein 1. die Folgen einer „Krankheit des werdenden Menschen“ (K. Goerttler 1958), sie können 2. dadurch entstehen, daß die erblichen Prämissen nicht stimmen. *Wie* Gen-Defekte bewirken, daß bestimmte „Difformitäten“ – wenn der Ausdruck erlaubt ist – *auch* der Seele entstehen, eben darum bemühte sich Chuaqui. Die alten Pathologen dachten entsprechend den Gesetzlichkeiten des „anatomischen Gedankens“ phänomenologisch, die zeitgenössischen Pathologen heute denken vorwiegend ätiologisch.

Indem Molekülkomplexe zum Zeitpunkt der Erzeugung eines menschlichen Lebewesens nicht „stimmen“, resultieren Mißbildungen, welche als solche vorwiegend stationär, also irgendwie definitiv sind. Hier divergieren Krankheits- und Mißbildungsbegriff. Eben dies sollte durch Chuaquis Studie dargestellt werden.

Ich erinnere an das Epirrhema J. W. Goethes (Jubiläumsausgabe Bd. 2, Teil II, S. 249):

„Müsset im Naturbetrachten
immer eins wie alles achten:
Nichts ist drinnen, nichts ist draußen;
denn was innen, das ist außen.
So ergreifet, ohne Säumnis,
heilig öffentlich Geheimnis."

W. Doerr

Sitzungsberichte der Heidelberger Akademie der Wissenschaften
Mathematisch-naturwissenschaftliche Klasse

Die Jahrgänge bis 1921 einschließlich erschienen im Verlag von Carl Winter, Universitätsbuchhandlung in Heidelberg, die Jahrgänge 1922–1933 im Verlag Walter de Gruyter & Co. in Berlin, die Jahrgänge 1934–1944 bei der Weißschen Universitätsbuchhandlung in Heidelberg. 1945, 1946 und 1947 sind keine Sitzungsberichte erschienen.

Ab Jahrgang 1948 erscheinen die „Sitzungsberichte" im Springer-Verlag.

Inhalt des Jahrgangs 1986:

1. W. Doerr. Hat das Menschengeschlecht eine biologische Zukunft? DM 22,50.
2. G. Schettler. Der Stoffwechsel der Plasmalipoproteine und seine Bedeutung für die Pathogenese der Arteriosklerose. DM 38,–.
3. A. Fröhlich. Tame Representations of Local Weil Groups and of Chain Groups of Local Principal Orders. DM 55,–.
4. W. Doerr. Pathologie in Heidelberg. Stufen nach 1945. DM 14,80.

Inhalt des Jahrgangs 1987/88:

1. H. Schipperges. Eine „Summa Medicinae" bei Avicenna. Zur Krankheitslehre und Heilkunde des Ibn Sīnā (980–1037). DM 34,80.
2. H. Elsässer. Aktive Galaxien. DM 32,–.
3. W. Rauh. Tropische Hochgebirgspflanzen. Geb. DM 98,–.

G. Stehle, R. Bernhardt. Coronary Risk Factors in Japan and China. Supplement. Brosch. DM 34,–.

L. Arab, W. Wittler, G. Schettler. European Food Composition Tables in Translation. Supplement. Brosch. DM 79,–.

G. Schettler (Ed.). Molecular Biology of the Arterial Wall. Supplement. Brosch. DM 42,–.

W. Doerr, H. Schipperges (Hrsg.). Modelle der Pathologischen Physiologie. Supplement. Geb. DM 108,–.

W. Doerr, G. B. Gruber. Problemgeschichte kritischer Fragen. Angeborene Herzfehler – Schlagaderdifformitäten – Krankheitsbegriff – Homologieprinzip – Ethik. Supplement. Geb. DM 82,–.

G. Schettler (Ed.). Endemic Diseases and Risk Factors for Atherosclerosis in the Far East. Supplement. Brosch. DM 34,65.

G. Schettler, R. B. Jennings, E. Rapaport, N. K. Wenger, R. Bernhardt (Eds.). Reperfusion and Revascularization in Acute Myocardial Infarction. Supplement. Geb. DM 134,–.

G. Schettler, D. Marmé (Hrsg.). Wachstumsfaktoren und Onkogenprodukte bei Entstehung und Regression der Arteriosklerose. Supplement. Brosch. DM 43,–.

G. Schettler (Ed.). Recent Results of Research on Arteriosclerosis. Supplement. Brosch. DM 24,–.

L. Arab-Kohlmeier, W. Sichert-Oevermann. Thiaminzufuhr und Thiaminstatus der Bevölkerung in der Bundesrepublik Deutschland.

H. Schipperges. Die Entienlehre des I pplement. Geb. DM 68,–.

W. Doerr, H.-J. Pesch (Hrsg.). Patl estellt am Gestaltwandel einiger Krankheitsbild